ECG ROUNDS

心电图查房病例精讲

注　意

　　医学是一门不断探索的学科。随着新的研究和临床试验不断拓宽我们现有的知识，医学手段和药物治疗也在不断更新。这本书籍是作者和出版商通过不懈努力、查阅多方资料，为读者提供的完整且符合出版时标准的内容。然而，鉴于难以避免的人为错误或医学科学的多变性，本书作者、出版商或其他参与本书准备和出版的工作人员均无法保证本书的每一方面都是准确和完整的，当然他们对本书中所有错误、纰漏或引用信息所产生的后果也难以承担所有的责任。我们鼓励读者参阅其他资料来验证本书的内容。例如，我们特别建议读者在使用每一种药物时查阅相关产品信息以确保本书内容的信息准确性，确认本书推荐的剂量或使用的禁忌证有无变化，尤其是涉及新的或不常用的药物时。

ECG ROUNDS

心电图查房病例精讲

原　著　Thomas S. Metkus，Jr

主　译　王　斌　霍　勇

译　者　（按姓名汉语拼音排序）

　　　　郭　涛　内蒙古兴安盟人民医院

　　　　霍　勇　北京大学第一医院

　　　　李　晓　北京大学人民医院

　　　　谭学瑞　汕头大学医学院第一附属医院

　　　　王　斌　北京大学航天临床医学院

　　　　王庆顺　内蒙古兴安盟人民医院

　　　　杨　洋　北京大学第一医院

　　　　易　忠　北京大学航天临床医学院

　　　　张海澄　北京大学人民医院

　　　　张丽丽　北京大学航天临床医学院

　　　　张梅静　北京大学航天临床医学院

　　　　赵运涛　北京大学航天临床医学院

　　　　朱金秀　武汉大学人民医院心内科

北京大学医学出版社

XINDIANTU CHAFANG BINGLI JINGJIANG

图书在版编目（CIP）数据

心电图查房病例精讲/（美）迈特库斯（Metkus，T.）
著；王斌等译. —北京：北京大学医学出版社，2015.6
书名原文：ECG rounds
ISBN 978-7-5659-1103-3

Ⅰ. ①心…　Ⅱ. ①迈…②王…　Ⅲ. ①心电图—基本
知识　Ⅳ. ①R540.4

中国版本图书馆 CIP 数据核字（2015）第 071498 号

心电图查房病例精讲

主　　译：王　斌　霍　勇
出版发行：北京大学医学出版社
地　　址：（100191）北京市海淀区学院路 38 号　北京大学医学部院内
电　　话：发行部 010-82802230；图书邮购 010-82802495
网　　址：http：//www.pumpress.com.cn
E - mail：booksale@bjmu.edu.cn
印　　刷：北京圣彩虹制版印刷有限公司
经　　销：新华书店
责任编辑：高　瑾　　责任校对：金彤文　　责任印制：李　啸
开　　本：889mm×1194mm　1/16　印张：30.5　字数：763 千字
版　　次：2015 年 6 月第 1 版　2015 年 6 月第 1 次印刷
书　　号：ISBN 978-7-5659-1103-3
定　　价：150.00 元
版权所有，违者必究
（凡属质量问题请与本社发行部联系退换）

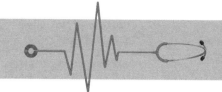

著者名单

Glenn A. Hirsch，MD，MHS，FACC
Adjunct Assistant Professor of Medicine
Division of Cardiology
Johns Hopkins University School of Medicine
Associate Professor of Medicine
Division of Cardiovascular Medicine
Department of Medicine
University of Louisville
Louisville，Kentucky

Jonathan W. Waks，MD
Clinical Cardiology Fellow
Division of Cardiovascular Disease
Beth Israel Deaconess Medical Center
Clinical Fellow in Medicine
Harvard Medical School
Boston，Massachusetts

Matthew I. Tomey，MD
Chief Fellow
Department of Cardiology
Th e Mount Sinai Hospital
New York，New York

Yee-Ping Sun，MD
Clinical Cardiology Fellow
Division of Cardiology
Department of Medicine
Columbia University Medical Center
New York-Presbyterian Hospital
New York，New York

Sammy Zakaria，MD，MPH
Assistant Professor of Medicine
Division of Cardiology
Johns Hopkins University School of Medicine
Baltimore，Maryland

Ramon A. Partida，MD
Fellow in Cardiovascular Medicine
Division of Cardiology
Massachusetts General Hospital
Harvard Medical School
Boston，Massachusetts

Dipan A. Desai，DO
Clinical Associate
Division of Cardiology
Johns Hopkins University School of Medicine
Johns Hopkins Bayview Medical Center
Baltimore，Maryland

Samuel C. Volo，MD
Cardiology Fellow
Division of Cardiology
New York-Presbyterian Hospital Weill Cornell Medical Center
New York，New York

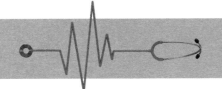

译者前言

目前，关于心电图方面的书籍已经很多。当我们接触这本心电图专著的时候，依然被它的内容深深地吸引。首先，本书主编 Thomas S. Metkus 教授是 CCU 领域的专家，其他作者也都是美国知名医院的临床心血管病专家或医师。不像常规的心电图书籍，这本书没有提供心电图诊断标准方面的信息，而是收录了 150 份来自临床的心电图病例，囊括了各种心电图异常及其相关的临床资料。在这些病例中，有时要求结合临床来分析心电图的结果，有时要求根据心电图异常再回推到临床，推测患者应进一步做什么检查？检查结果如何？下一步的处理原则？本书将临床病史、体格检查、心电图及其他相关辅助检查紧密结合起来，提供了以心电图为轴心的、系统的、立体的临床思维。

本书在开始部分首先给出了一个心电图分析的标准化程序，并在此后的每一个病例心电图分析中得到应用，有助于培养医师分析心电图的规范化和习惯。本书在结构的设计上也有独到之处，心电图和心电图的答案并不在一页纸上，在读者分析心电图的时候看不到答案，便于读者独立分析和思考心电图，最后与答案进行对照。

本书的心电图选择精良，制作亦做到了标准化。每一幅心电图都配有标准的 12 导联心电图和同步的长 V₁ 导联心电图，便于心律失常的分析。当心电图的异常部分不够典型时，本书还把这部分单独提出来放大、标示，供读者阅读、判断和分析。

正如作者本人在前言中所说的，"学习的重点应放在实际的分析、思考与认知上，而非记住大量的诊断标准。你可根据难度水平、教学主题或书中所列的顺序（见目录）来选择要学习的心电图"。因此，这本书更适合于心血管医师及内科医师的阅读和学习。

本书由国内临床心血管病专家以及工作在临床一线的医师翻译，在翻译过程中反复校对，并对原文中的某些错误进行了修正，在括号中进行标注。如病例 35 中的 V₁ 导联 S 波电压幅度加上 V₆ 导联的 R 波（译者注：原文为 S 波）幅度，病例 51 中的"1/4 标准"（译者注：原文中是"半电压标准"），病例 68 中 V₁ 导联的 P 波时限大于 40ms（译者注：原文中为 1ms），等等。

本书的译者在百忙之中放下一部分手头的工作，在 2015 年春节期间放弃休息和家人团聚才完成本书的翻译。在此，对于本书全体译者和相关的工作人员付出的努力表示衷心的感谢！

王 斌 霍 勇

2015 年 2 月 26 日

原著序

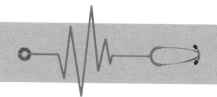

在过去的 25 年冠心病监护治疗病房（CCU）的工作中，我指导了无数的优秀的住院医师。在 CCU 和普通病房中，每份心电图都在述说着患者的一个故事。从急性冠状动脉综合征、心肌病、心肌肥厚到电解质紊乱和药物中毒，心电图与患者临床症状和检查结果的有机结合有助于我们做出诊断。要求住院医师不仅要描述心电图，还要解读心电图，这才是非常有效的床边教学方法。我发现，这种心电图教学方法有助于住院医师和学生学习并记住重要的心电图表现。本书提供了诸多临床心电图教学案例，相信每一位热爱临床工作的医生也会喜欢并珍藏这些心电图资料。

Steven Schulman

致　谢

致我的父母：你们是我的第一个榜样，无论我作为一名医生还是一个人。

致我的导师，在这里不胜枚举：尤其是 Drs. Joseph Loscalzo，Steven Schulman 以及 Ken Baughman，谢谢！

致 Kate 和 Hailey：一切都是为了你们，永远！

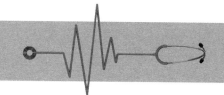

做住院医师期间，一个低年资的医学生好几次向我提出这样一个问题："我很快要开始在心脏科轮转，但我在阅读心电图方面仍然无所适从……您有什么好的建议吗？"从那时起，我花了很多时间考虑如何让住院医师和医学生掌握心电图知识和分析的技巧。

首先，大多数医生能轻松掌握的心电图异常有哪些，或者换句话说，"我需要知道什么？"其次，在这个基础之上最好的交代心电图异常的方式是什么？老师曾教我通过几种不同的方法以不经意的方式练习心电图阅读。学系老师偶尔会举办研讨会或讲座（期间我时而遭遇一些尴尬！）。一份随机选择的心电图几乎会毫无例外地出现在临床现场考试、出科或毕业考试和医师执业资格考试中。更多的心电图学习发生在临床工作中——我和其他实习医生经常在没有上级医师指导的情况下利用早晨的一点时间潜心研究患者的心电图。最后，我们中的很多人都有过这样的特殊经历：跟随一个非常优秀的临床老师在早晨床边查房时阅读心电图，并将心电图异常与患者病情紧密联系起来。

这本书正是尝试复制上述最后一种学习方法。我想方设法通过罗列一套心电图，以显示全科医师实习生应该"知道"的大多数心电图异常。每份心电图的后面都配有临床问题，旨在强化心电图概念以及模拟临床查房的苏格拉底式（问答式）教学方法。通过阅读本书，我希望你能接触到与你临床实践相关的大量异常心电图。

学习的重点应放在实际的分析、思考与认知上，而非记住大量的诊断标准。你可根据难度水平、教学主题或书中所列的顺序（见目录）来选择要学习的心电图。我认为这本书主要涉及心电图分析技巧的基本知识，要想更深入了解心电图分析技能和电生理学，读者可学习几本其他优秀的书籍。同样，本书并非心电图诊断标准大全，如需要读者可查阅其他相关书籍。

我期待你能挖掘这本书的益处和乐趣。心电图的分析将医学生理学家、临床医生以及教师的角色融为一体，我希望这本书能激起学习之乐趣、达到进益之目的。

致以深切的问候！

Thomas S. Metkus

目　录

按专题分类

绪论：心电图分析的步骤

心电图的阅读分析就好比骑着独轮车的同时在玩着杂耍：如果每一次都能用同样的方法，系统地按照每一个步骤进行将有利于防止失误的发生。本书介绍的方法只是作者阅读分析心电图的步骤方法。其实严格遵照特定的方法分析心电图并不是最重要的；相反，更为重要的是选择一种适合自己的有效方法，并将此方法应用到心电图的每次分析中。

步骤1：心率

心电图横轴上最小的一个小格代表的是 0.04s（40ms），而心电图的一个大格包括了 5 个小格，因此一个大格代表的是 0.2s。所以在计算心率的时候，我们可以计算相邻两个 QRS 波之间包括了几个大格，然后用 300 除以包含大格的数目就能粗略估算心率是多少（比如，相邻两个 QRS 波之间包括了 1 个大格，此时的心率＝300/1＝300 次/分；如果相邻两个 QRS 波之间包括了 2 个大格，此时的心率＝300/2＝150 次/分）。另外，如果要更精确地估算心率的话，我们可以计算相邻两个 QRS 波包括了几个小格，1500 除以包含小格的数目就是更为精确的心率（比如，相邻两个 QRS 波包含了 5 个小格，心率＝1500/5＝300 次/分；相邻两个 QRS 波包含了 17 个小格，心率＝1500/17＝88 次/分）。

上述的方法仅适用于心律规整的时候。当心律不齐的时候，我们可以用另外一种办法计算心率：计算 10s（50 个大格）内心电图包含了几个 QRS 波，然后用这个数目乘以 6 就是心率了。

上述方法不仅用于心室率（根据 QRS 波）计算，也可用于心房率（根据 P 波）计算。

步骤2：心律

首先，在心电图上寻找心房的电活动，即有没有 P 波。P 波最明显的导联是下壁导联（Ⅱ、Ⅲ、aVF）和 V₁ 导联。

其次，判断这些 P 波是窦性 P 波还是非窦房结来源的 P 波。窦性

P 波在下壁导联是直立的，在 V₁ 导联是双向的。如果心房的电活动不是窦房结来源的，那么是什么？心房扑动？房性心动过速？还是提示心房颤动的不规则心房电活动？

最后，判断心房电活动和心室电活动的关系是什么？心房电活动以固定间期出现在心室电活动之前？还是心房电活动都在心室电活动之后，提示心室电活动逆传至心房？或者，心房和心室的电活动彼此独立，没有固定的关系？是否存在房室传导的阻滞？

步骤3：电轴

判断电轴的方向是否正常。首先，Ⅰ导联的方向是 0°，Ⅱ导联的方向是＋60°，aVF 导联的方向是＋90°。

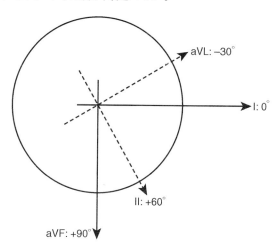

如果 QRS 波在Ⅰ、Ⅱ、aVF 导联以正向波为主（正向波的幅度大于负向波的幅度），说明心电轴的方向是在＋100°至－30°之间。

如果 QRS 波在 aVF 导联以正向波为主而在Ⅰ导联以负向波为主，提示电轴右偏。

如果 QRS 波在 aVF 导联以负向波为主而在Ⅰ导联以正向波为主，需要进一步判断Ⅱ导联 QRS 波的主波方向。如果Ⅱ导联 QRS 波以正向波为主（主波是向上），提示电轴正常。如果Ⅱ导联 QRS 波以负向波为主（主波向下），提示电轴左偏。

更精确地计算心电轴，可以计算导联上 QRS 波的幅度，并且通过画垂线的办法来得到。

步骤 4：间期

测量 PR 间期：正常、延长还是缩短？

测量 QRS 波的宽度：QRS 波群是窄的还是增宽的？如果增宽，QRS 波的形态提示是束支传导阻滞还是室内传导阻滞？

测量 QT 间期：QT 间期延长还是缩短？是否每个 QT 间期都延长或者缩短？

上述具体的诊断标准我们将会在后面的内容中讨论。

步骤 5：心腔增大和心脏肥大

在分析心腔增大和心脏肥厚的时候，我们将按照左心房、右心房、左心室和右心室的顺序进行。具体的诊断标准也将在后面的内容中讲述。

步骤 6：缺血和梗死

分析缺血和梗死，需要在多个导联中分析是否有 Q 波，ST 段及 T 波改变。

请记住以下内容：

Ⅱ、Ⅲ、aVF 导联代表心脏下壁。

Ⅰ、aVL、V_5 和 V_6 导联代表心脏侧壁。

V_1 和 V_2 导联代表室间隔。

V_3 至 V_5 导联代表心脏前壁。

另外，后壁的心肌梗死会在前壁的导联上出现镜像（相反）的改变。V_1 导联 ST 段抬高（通常伴有下壁的心肌梗死）提示右心室心肌梗死。

心肌缺血的改变多是区域性（节段性）的，所以要按照下壁导联、间隔导联、前壁导联和侧壁导联逐步分析 Q 波是否存在、ST 段是否压低或抬高、T 波改变（倒置？假性正常化？高尖？超急性期改变？）。

识别镜像改变。超过一支冠状动脉供血区域的心电图改变可能的原因包括广泛的心肌缺血（如主动脉狭窄、快速性心律失常、贫血等）、多支冠状动脉（冠脉）的病变，或者继发于其他疾病（比如心包炎）。非典型缺血的 ST 段异常改变的可能原因包括早复极、心室肥厚、电解质紊乱或者以后要讨论的其他疾病。

步骤 7：其他异常

根据临床的疑点寻找心电图的其他异常，包括 epsilon 波、U 波以及低体温时出现的 J 波（Osborn 波）。

步骤 8：综合

William Osler 曾说过一句非常著名的话：除了体格检查非常重要的视、触、叩、听四种技能以外，第五种技能——思索（cogitation）也许是最重要的。再次强调，收集数据固然很重要，但是我们必须思考，在相应临床背景下这些数据意味着什么。所以在仔细分析这些心电图之后，我们要花时间统筹思考临床资料和这些心电图发现，阐明它们彼此之间的相互联系，这些心电图结果对诊断和治疗的意义是什么？

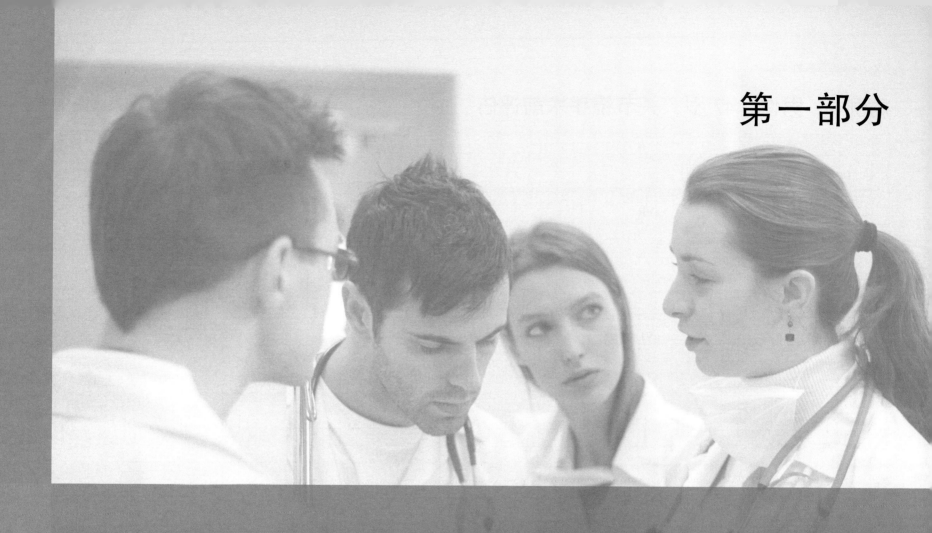

第一部分

难度级别 1

病例 1　男性，47 岁，关节镜手术前评估

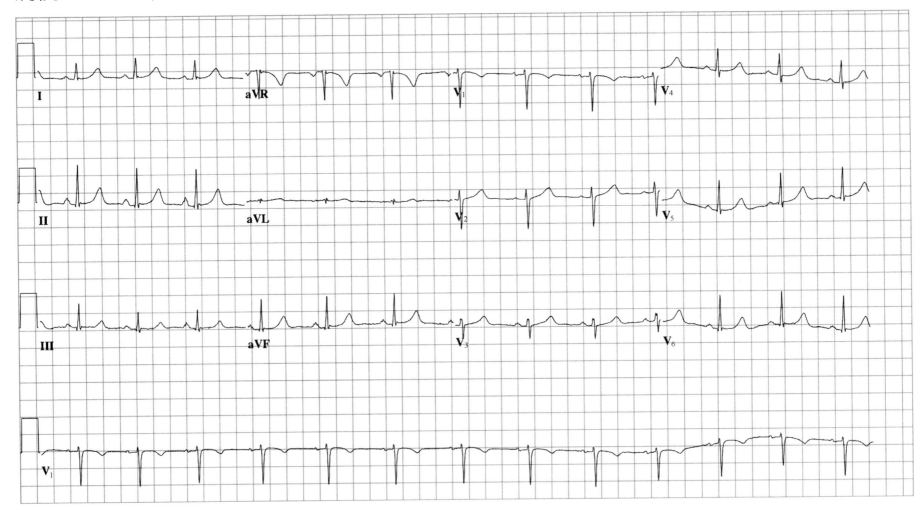

问　　题

1-1　心电图的表现是什么？

1-2　对于术前评估患者，我们要关注心电图的哪些表现？

答　案

1-1　心电图的表现是什么？

窦性心律，心率 80 次/分。心电轴及间期正常。没有心房、心室肥大或心肌缺血的表现。这是一份正常心电图。

1-2　对于术前评估患者，我们要关注心电图的哪些表现？

择期手术前的心电图应首先评估任何不稳定的心脏情况，包括活动性心肌缺血、室性心动过速（室速）或未控制的房性心律失常（如快速心房颤动）。其他重要的内容包括，在冠脉供血区域的相应导联出现的 Q 波可能提示潜在的冠心病或陈旧性心肌梗死，心腔的扩大可能提示潜在的心脏瓣膜疾病。

病例 2　男性，56 岁，无症状，常规随访

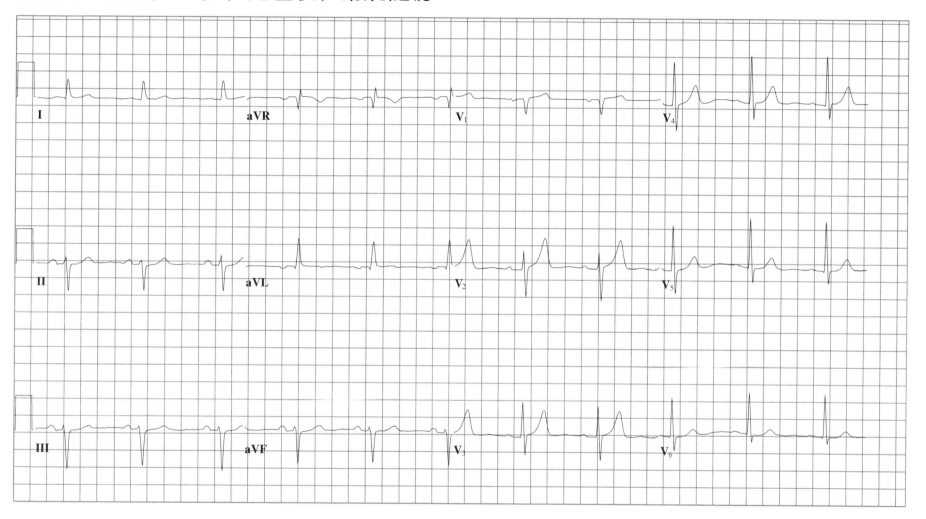

问　题

2-1　心电图有何异常？

2-2　电轴左偏的鉴别诊断有哪些？

答　案

2-1　心电图有何异常？

窦性心律，心率 66 次/分。QRS 波 I 导联主波向上，II、aVF 导联主波向下提示电轴左偏。I、aVL 导联呈 qR 形，下壁导联呈 rS 形，与电轴左偏相关。没有左心室肥厚及其他心腔异常的表现。没有病理性的 Q 波（提示陈旧性心肌梗死）及 ST 段、T 波的异常。没有左心室肥厚及陈旧性心肌梗死的表现，这种 I、aVL 导联呈 qR 形和下壁导联呈 rS 形的电轴左偏提示左前分支阻滞。回想一下，希氏（His）束分为左束支及右束支。左束支又分为左前分支及左后分支。左前分支阻滞较左后分支阻滞更常见。高血压、缺血性心脏病、心肌病、老年人传导系统的退行性改变（Lev 综合征）均可引起左前分支阻滞。单纯左前分支阻滞时 QRS 波群时限正常，但在 aVL 导联的 R 波峰值时间（即 QRS 波的起点到 R 波的顶峰时间，又称为室壁激动时间，或 R 波类本位曲折时间）可以出现延迟，增加到 >45ms，如本例心电图。

2-2　电轴左偏的鉴别诊断有哪些？

电轴左偏可见于左前分支阻滞（如本例患者）、左心室肥厚、陈旧性心肌梗死、预激（Wolff-Parkinson-White）综合征、房间隔缺损。

病例 3　男性，43 岁，无临床症状

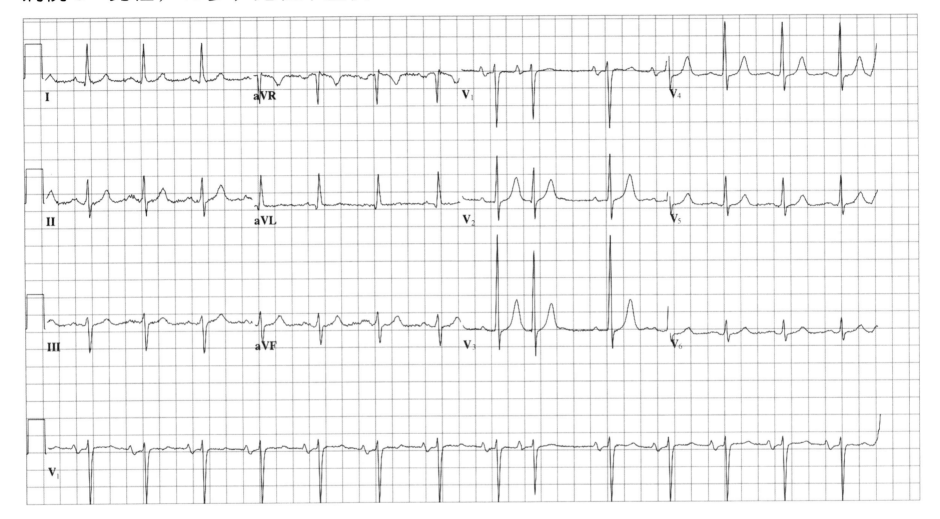

问   题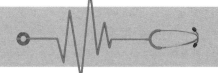

3-1 心电图有何异常？

3-2 下一步如何处理？

答　案

3-1　心电图有何异常？

窦性心律，心率 85 次/分。电轴和间期正常。无心腔扩大、心室肥厚或者缺血表现。第 9 个 P-QRS 波提前出现，P 波在形态上轻度不同于其他 P 波，提示是房性期前收缩（早搏）。期前收缩之后的 PP 间期（两个 P 波之间的时限）大于窦性的 PP 间期，提示有一个代偿间期。总之，可认为是正常心电图，因为单发的房性期前收缩不是病理性的。

3-2　下一步如何处理？

如果患者没有症状，不需要做进一步的处理。甲状腺功能亢进、电解质紊乱或药物副作用可以导致频发的房性期前收缩，但是患者的病史不支持上述情况。如果房性早搏的患者有症状，可以给予 β 受体阻滞剂。该患者不需要处理。

病例 4　女性，65 岁，严重上腹胀 3h

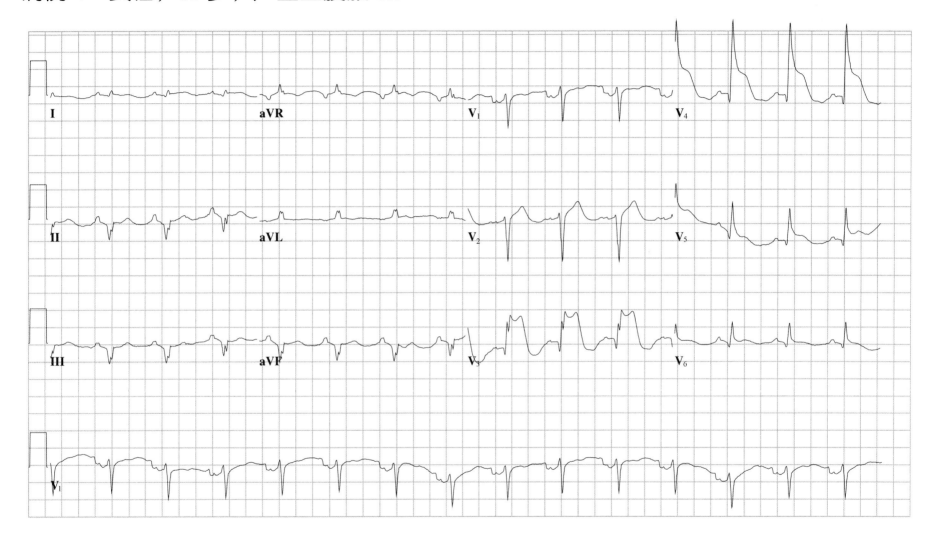

问　　题

4-1　心电图异常表现是什么?

4-2　患者出现腹部症状的原因是什么?

4-3　最可能受累的是哪支冠状动脉?

答　案

4-1　心电图异常表现是什么？

V₁ 导联出现基线干扰。窦性心律，心率 90 次/分。电轴左偏。间期正常。Ⅱ、Ⅲ、aVF 导联宽而深的 Q 波提示下壁心肌梗死，其发生的时间不确定。另外，前壁导联 V₃、V₄、V₅ 出现 Q 波，ST 段抬高提示急性心肌损伤、心肌梗死。

4-2　患者出现腹部症状的原因是什么？

心肌梗死患者的症状可以多种多样，从典型的胸骨后不适到其他不典型症状。心肌梗死可以表现为呼吸困难、腹痛、颈部或下颌不适、恶心、呕吐、上肢疼痛。老年患者、糖尿病患者经常会表现为不典型症状。该患者的腹部不适就是心肌梗死引起的。

4-3　最可能受累的是哪支冠状动脉？

前壁 V₂～V₄ 导联缺血性心电图改变（ST 段抬高、Q 波形成）提示最可能受累的冠状动脉是左前降支。

病例 5 男性，68 岁，有糖尿病（进行饮食控制）和高血压（血压控制良好）

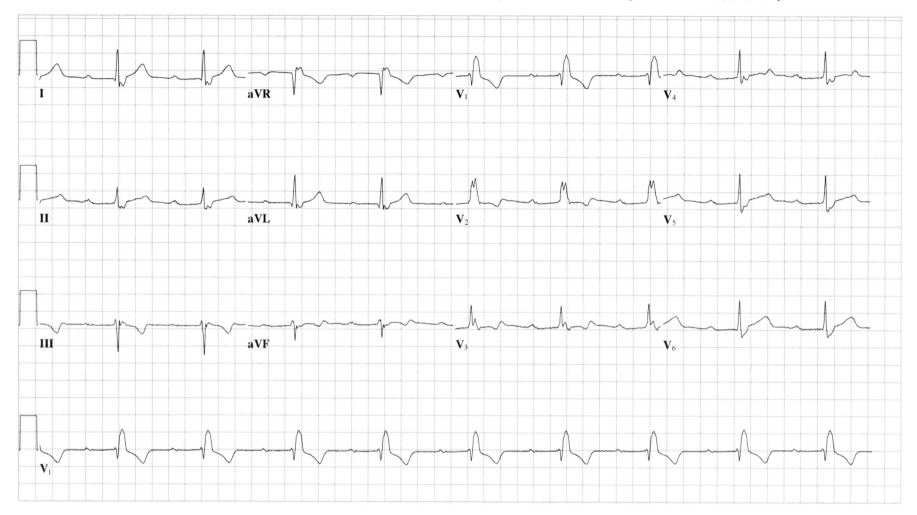

问　　题

5-1　分析心电图，有何异常？

5-2　解释 QRS 波群的特殊形态。

答　　案

5-1　分析心电图，有何异常？

窦性心动过缓，心率 56 次/分。电轴不偏。PR 间期延长至 360ms，QRS 波增宽至 150ms 伴右束支传导阻滞（V₁ 导联呈 rSR′，R′ 波宽大；I、aVL、V₅、V₆ 导联呈 RS 形，S 波增宽、顿挫）。QT 间期正常。右束支传导阻滞继发 V₁～V₃ 导联（QRS 波群以 R′ 波为终点）的 T 波倒置。

5-2　解释 QRS 波群的特殊形态。

右束支传导阻滞时因为心脏激动由左束支传导，再通过心室肌传导至右心室，引起右心室激动延迟。QRS 波的初始部分未受累是因为来源于室间隔的激动沿着左束支传导。在体表心电图上表现为 V₁ 导联正常 r 波，V₅、V₆ 导联正常 q 波（正常室间隔激动的方向是从左向右）。室间隔除极向量之后的方向是向左的心室除极向量，表现为 V₁ 导联的 S 波，I、aVL、V₆ 导联的 R 波。最后是延迟除极的右心室，表现为右侧导联如 V₁ 导联宽大的 R 波，左侧导联如 I、aVL、V₆ 导联宽大的 S 波。

病例 6   男性，74 岁，常规随访，既往陈旧性心肌梗死

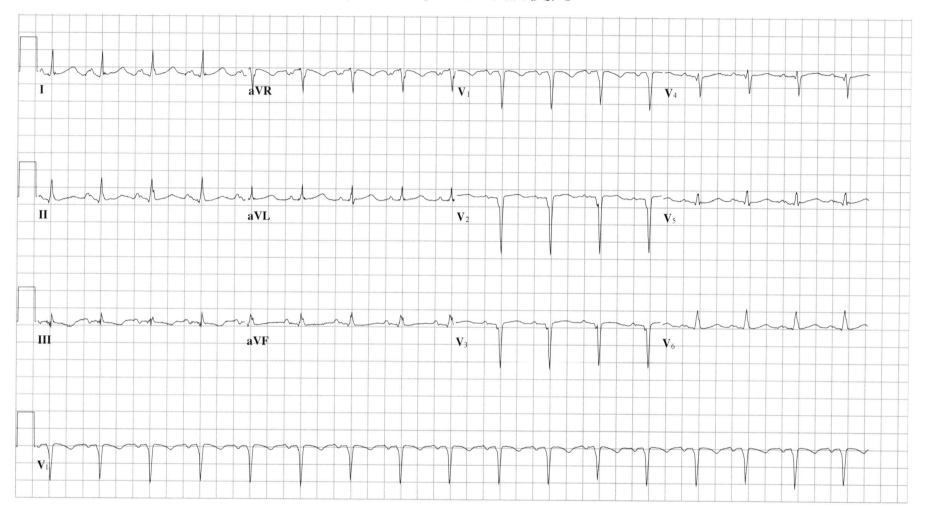

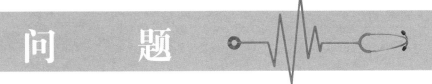

问　　题

6-1　心电图有何异常？

6-2　患者陈旧性心肌梗死最可能的罪犯血管是哪支？超声心动图检查会有什么结果？

答　案

6-1　心电图有何异常？

临界窦性心动过速，心率刚好大于 100 次/分。QT 间期轻度延长。Ⅱ 导联 P 波宽大、有切迹，时限＞120ms 提示左心房扩大。V_1～V_4 导联病理性 Q 波提示陈旧性前间壁心肌梗死，发生时间不确定。心肌梗死导致前壁导联 R 波递增不良，表现为前壁一直到 V_4 导联都是 S 波振幅大于 R 波，这属于异常表现。

6-2　患者陈旧性心肌梗死最可能的罪犯血管是哪支？超声心动图检查会有什么结果？

间隔及前壁导联 Q 波提示既往心肌梗死是左前降支受累。超声心动图可能的表现是左心室前壁运动不良（梗死心肌运动减低或无运动）。

病例 7　63 岁患者，呼吸困难，喘憋，有长期吸烟史

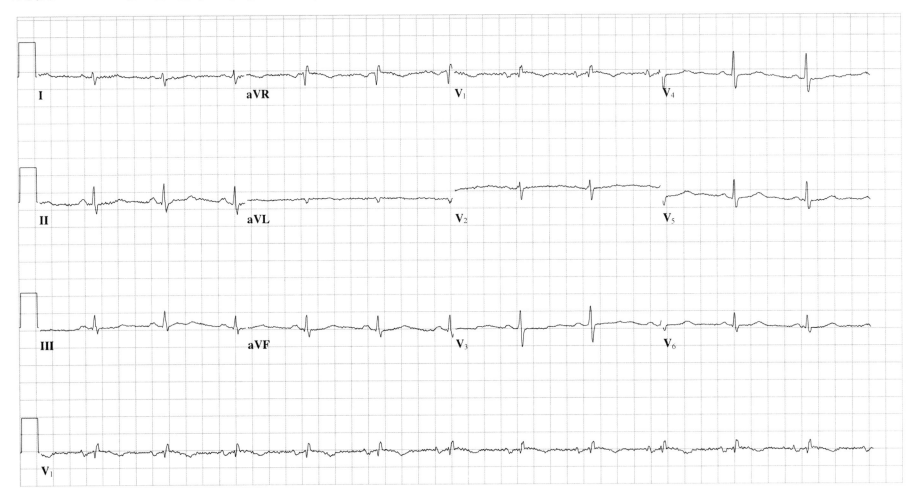

问　　　题

7-1　心电图表现是什么？

7-2　体格检查可能发现什么异常？

答 案

7-1 心电图表现是什么？

窦性心律，心率 75 次/分。电轴右偏，V$_1$ 导联 R 波增高，QRS 波群呈 RSR′形但时限正常（提示右心室传导延迟）。另外，电压偏低，但达不到心电图低电压诊断标准（所有肢体导联小于 5mm，所有胸前导联小于 10mm）。电轴右偏、V$_1$ 导联 R 波增高、右心室传导延迟、临界低电压是慢性阻塞性肺疾病（COPD）的典型心电图表现。电轴右偏、右心室传导延迟的原因可能是心脏在胸腔内的位置发生了改变和肺部疾病引起的右心室压力增高。肺的过度充气导致心脏传导系统和皮肤上的电极之间的气体增多，引起了心电图低电压。

7-2 体格检查可能发现什么异常？

典型的 COPD 患者由于肺组织过度充气、桶状胸影响了心音传导至听诊器，从而引起心音低，可有喘息声。其他发现包括 Hoover 征，表现为吸气时剑突下角内收变小，其可能的原因是膈肌变平或肺过度充气引起气管向下运动产生的气管牵拉。

病例 8 女性，44 岁，肥胖，进食快餐后发热，右上腹痛

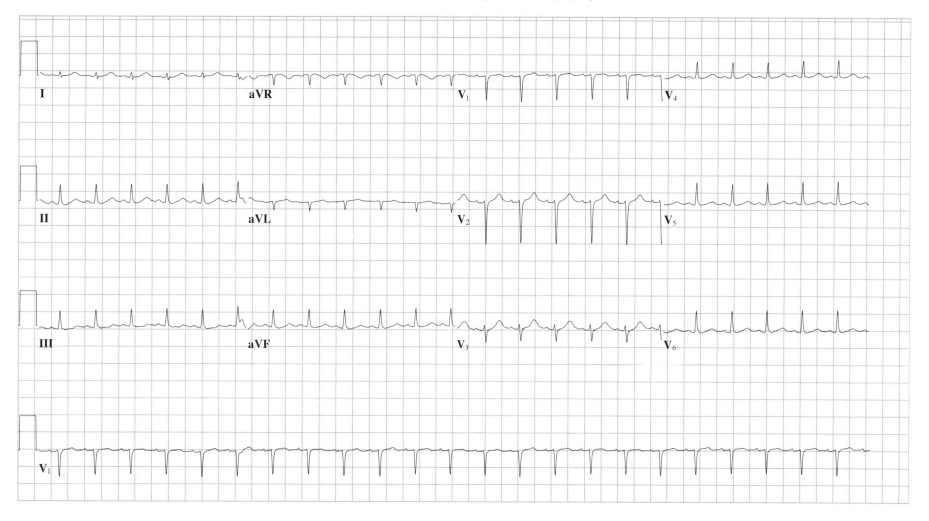

问　　题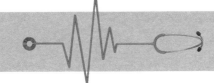

8-1　心电图有何异常？

8-2　心律失常如何处理？

答　　案

8-1　心电图有何异常?

窄 QRS 波心动过速,节律规整,心率约 140 次/分。每个 QRS 波之前有 P 波,每个 P 波之后都有 QRS 波。RP 间期(R 波至下一个 P 波的时限)超过 1/2 的 RR 间期(两个 R 波之间的时限)。所以是"长 RP 间期心动过速",包括了窦性心动过速、房性心动过速、不典型房室折返性心动过速(旁路缓慢逆传)。P 波形态提示窦性心律——Ⅰ、Ⅱ、V_5、V_6 导联 P 波直立。所以诊断是由于发热、腹痛导致的窦性心动过速。此外,还有临界的心电图低电压(未达到低电压诊断标准),可能与肥胖有关。心电图无其他异常。

8-2　心律失常如何处理?

窦性心动过速的治疗主要是识别和纠正潜在的病因。本例患者疑似急性胆囊炎引起了发热、疼痛、全身的炎性反应和容量不足。

病例 9　男性，54 岁，胸部不适就诊。1 周前曾有流涕、咳嗽

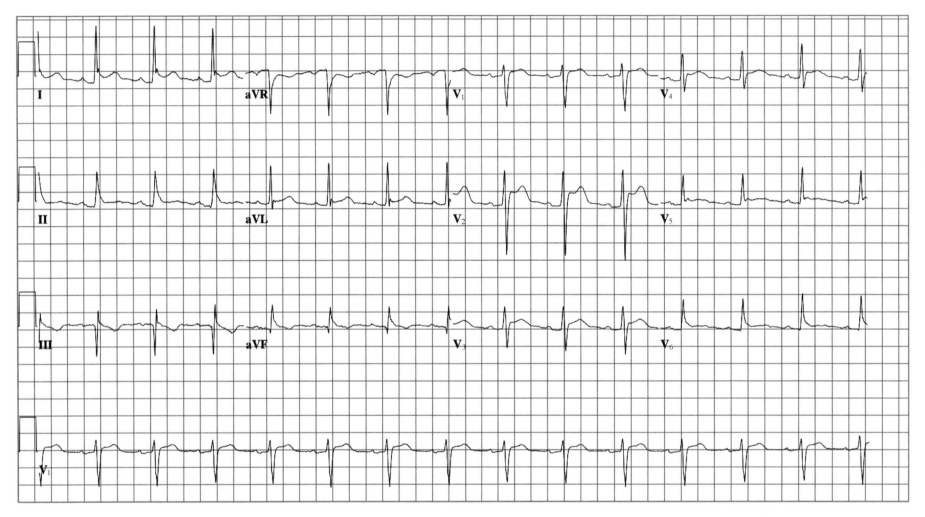

问   题

9-1   心电图有何异常？

9-2   体格检查可能有何发现？

答　案

9-1　心电图有何异常？

窦性心律，心率 90 次/分。电轴不偏。心电图间期正常。下壁、侧壁、间隔及前壁导联 ST 段抬高。并非单一冠脉分布区域的广泛 ST 段抬高提示心包炎可能。除了心包炎、缺血以外、室壁瘤、早复极、束支传导阻滞、左心室肥厚、Brugada 综合征也可以有 ST 段的抬高。

除了 ST 段抬高以外，Ⅰ导联可见 PR 段压低，提示心房损伤电流。此例心电图 ST 段呈弓背向下型抬高。可以想象成坐在这种抬高的 ST 段上而不滑落以方便记忆。而缺血引起的 ST 段抬高呈典型的弓背向上型抬高。

9-2　体格检查可能有何发现？

可出现心包摩擦音。心包摩擦音可能是暂时的，需要反复多次体格检查方能发现。让患者前倾，呼气末时让患者屏住呼吸，在胸骨左缘可闻及柔和的摩擦音。心包摩擦音包含了 3 个成分，分别代表了心房收缩、心室收缩和心室舒张。也可能有心包积液的体征，包括叩诊心界扩大，Ewart 征（左侧肩胛下角以下的肺部叩诊呈浊音）。如果有心包积液、心脏压塞，可以发现颈静脉怒张、奇脉。

病例 10　女性，56 岁，手无力，找词困难

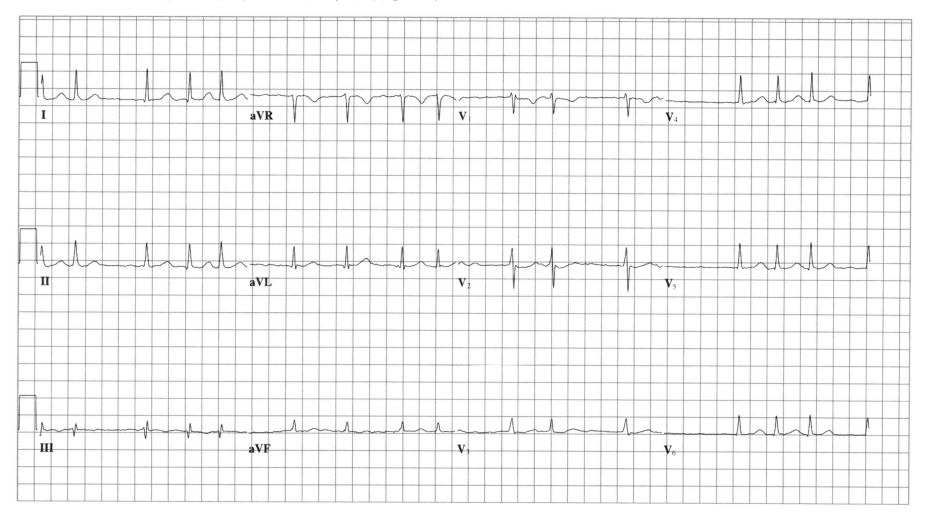

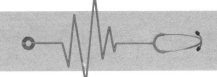

问　题

10-1　心电图是什么节律？

10-2　症状发生的原因是什么？

10-3　下一步的诊治是什么？

答　案

10-1　心电图是什么节律？

心律绝对不规整，心率约 90 次/分。心房电活动并不非常清楚，因此诊断心房颤动。电轴不偏，间期正常，无心腔扩大及心室肥厚。V$_1$、V$_2$ 导联可见非特异性 ST-T 改变（T 波倒置、低平）。

10-2　症状发生的原因是什么？

患者症状考虑脑缺血，根据发作时间可分为短暂性脑缺血发作（TIA）和卒中。心房颤动（房颤）是卒中主要的危险因素，房颤时心房收缩不规律可以导致血流淤滞，从而引起血栓形成，特别是在左心耳部位。

10-3　下一步的诊治是什么？

卒中的诊治流程包括急诊的头颅计算机化断层显像（CT）平扫以除外出血性病因。此患者因为有房颤，血栓性疾病可能性大。如果是卒中发生时间较短，并且患者症状一直没有缓解，神经内科会诊可以考虑溶栓治疗。患者长期治疗应考虑抗凝治疗。

病例 11　男性，42 岁，心悸就诊

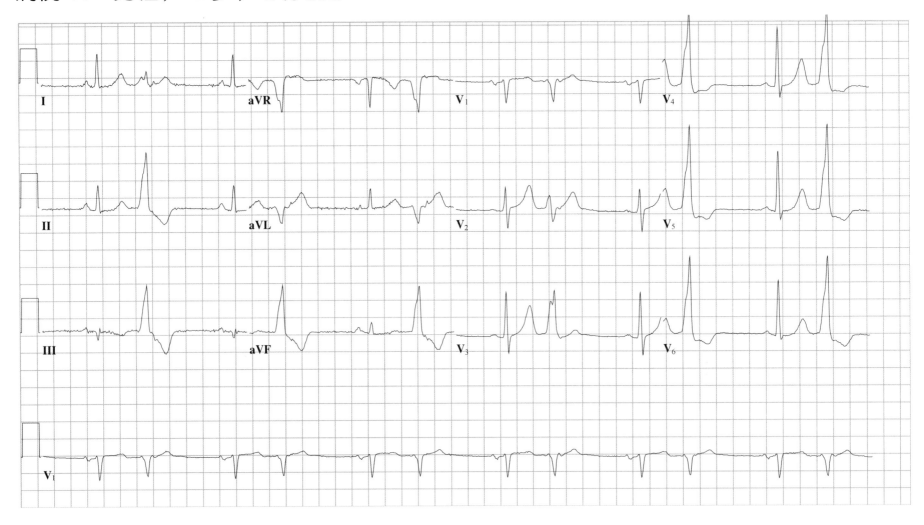

问   题

11-1　心电图有何异常？

11-2　患者心悸症状应如何治疗？

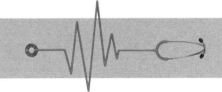

答　　案

11-1　心电图有何异常？

窦性心律，伴有频发室性期前收缩（室性早搏）。如果每两次心跳中有一次是室性期前收缩，称为"室早二联律"。如果每三次心跳中有一次是室性期前收缩，称为"室早三联律"。窦房结来源的电活动是正常的，没有心腔扩大、心肌缺血。胸前导联中可以看到室性期前收缩QRS波形态是左束支传导阻滞图形，提示室性早搏来源于右心室。室性早搏在下壁导联Ⅱ、Ⅲ、aVF主波向上提示除极是从上至下的。这些发现提示室性早搏来源于右心室流出道。右心室流出道是这类早搏常见的起源部位。

11-2　患者心悸症状应如何治疗？

如果患者没有症状，不需要治疗。有的患者虽然没有症状，如果室性早搏的数目特别多的话，可能引起心动过速性心肌病。如果患者有症状，β受体阻滞剂有时能有效地减少室性早搏的发生。有时也可以用其他种类的抗心律失常药物。来源于右心室流出道的室性早搏，钙通道阻滞药可能有很好的疗效。最后，射频消融可以根治右心室流出道起源的室性早搏[1]。

［1］　Ng GA. Treating patients with ventricular ectopic beats. Heart 2006；92：1707-1712.

病例 12　男性，47 岁，胸痛，休克

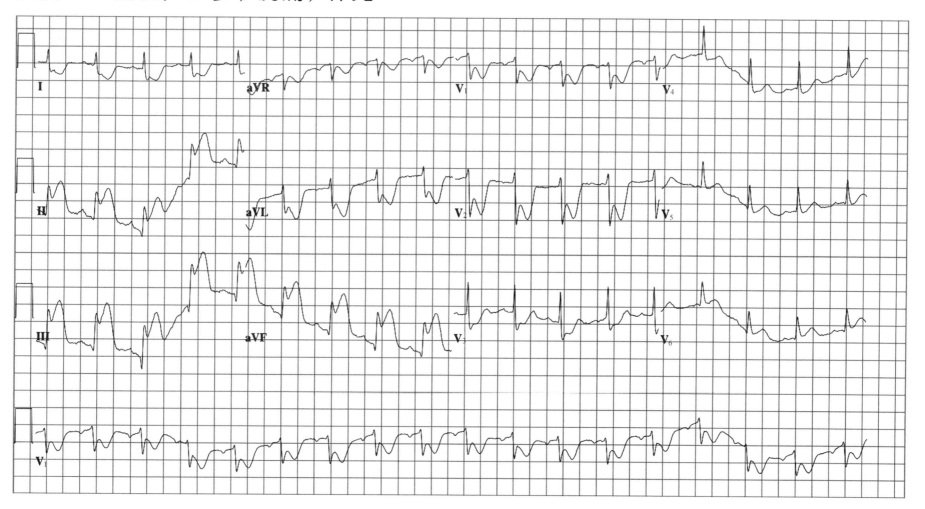

问　　题

12-1 心电图诊断是什么？

12-2 缺血的范围是什么？

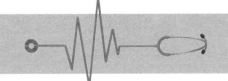

答　案

12-1　心电图诊断是什么？

心电图基线明显波动，这在重症患者的心电图中非常常见。尽管如此，此患者的心电图仍然能够分析。窦性心动过速，心率 100 次/分。心电图电轴、间期正常。没有心腔扩大和心室肥厚。下壁导联 II、III、aVF ST 段抬高，非病理性小 q 波，T 波高尖。I、aVL、V$_1$～V$_3$ 导联 ST 段明显压低。

12-2　缺血的范围是什么？

ST 段在 II、III、aVF 导联抬高提示左心室下壁缺血。下壁缺血通常是由于右冠脉或回旋支闭塞引起的。III 导联的方向为 120°，更靠右；而 II 导联方向为 60°，更靠左。所以下壁心肌梗死（心梗）时，该患者的心电图 III 导联 ST 段抬高的幅度大于 II 导联，提示下壁心梗是由于右冠脉闭塞引起的而不是回旋支闭塞[1]。下壁导联 ST 段抬高会引起 I、aVL 导联 ST 段"镜像性"的显著压低。

70% 人群的心脏后壁也是由右冠状动脉供血的。V$_1$～V$_3$ 导联 ST 段显著压低提示后壁缺血或后壁 ST 段抬高型心肌梗死。所以该患者的心电图提示缺血范围是下壁、后壁。后壁导联心电图可以帮助我们确诊是否有后壁心肌缺血。

[1]　Zimetbaum PJ，Josephson ME. Use of the electrocardiogram in acute myocardial infarction. New Engl J Med 2003；348；933-940.

病例 13　男性，80 岁，晕厥就诊。体格检查时发现收缩期杂音，杂音强度呈递增递减型，杂音强度达峰较晚

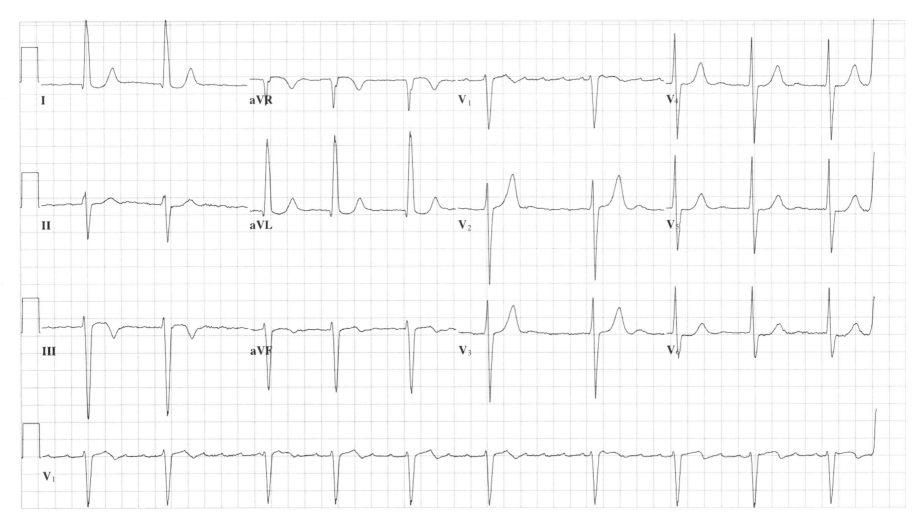

问   题

13-1   心电图有何异常？

13-2   体格检查可能还有什么发现？

答　案

13-1 心电图有何异常？

心率约 60 次/分。心律绝对不规则，没有明显心房电活动，符合心房颤动。电轴左偏。QRS 波时限大于 128ms，但是在形态上既不符合左束支传导阻滞也不符合右束支传导阻滞，考虑是非特异性的室内传导阻滞。aVL 导联的 R 波振幅加上 V₃ 导联 S 波的振幅大于 2.4mV，提示左心室肥厚。并且电轴左偏，aVL 导联 R 波振幅大于 1.3mV，Ⅲ 导联 S 波振幅大于 1.5mV 均提示左心室肥厚。最后，V₂、V₃ 导联 T 波之后都可以看到直立的 U 波。U 波通常在时出现，但是在左心室肥厚或有些心肌缺血时也可以出现。

13-2 体格检查可能还有什么发现？

结合患者体格检查有收缩期杂音并且杂音强度较晚达峰、心电图提示左心室肥厚，考虑患者存在主动脉瓣狭窄。其他典型主动脉瓣狭窄体征包括细迟脉或颈动脉搏动延迟、减弱，可能有心尖搏动增强，胸骨柄以上的区域可能触及震颤。

病例 14　女性，64 岁，突发意识丧失，脉搏搏动消失。在成功的电除颤之后，记录的心电图如下

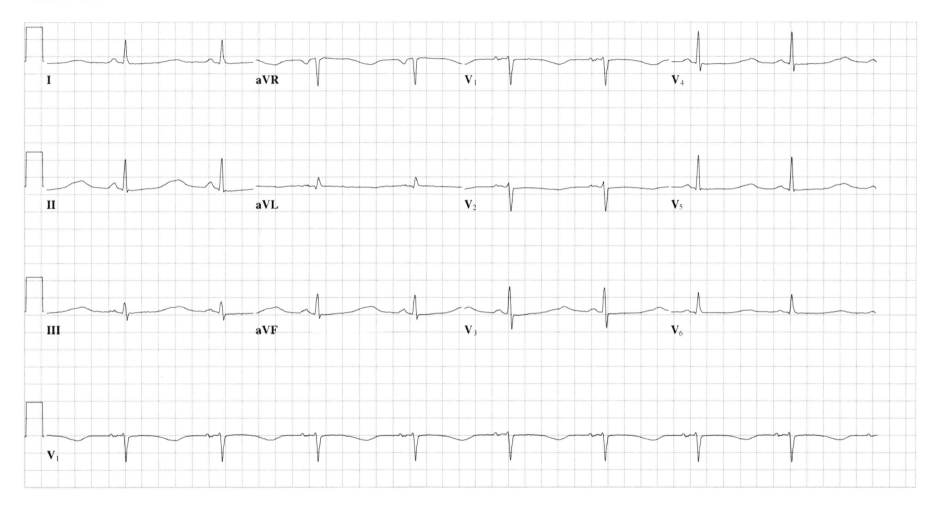

问　　题

14-1　分析心电图。

14-2　心电图异常的鉴别诊断有哪些？

答　案

14-1　分析心电图。

缓慢心律失常，心率约 50 次/分。电轴不偏，PR 间期 PR 间期、QRS 波时限均正常，QT 间期显著延长。没有 ST 段的抬高或压低，无 T 波倒置，提示无心肌缺血。没有病理性 Q 波，提示无陈旧性心肌梗死。QT 间期反映的是心室除极和复极所需的总时间。QT 间期受心率的影响，所以往往 QT 间期用心率矫正后的 QTc 来表示。QTc 等于 QT 间期除以 RR 间期开方，即 $QTc = QT/\sqrt{RR}$。这个患者心电图的 QT 间期大约是 4 个大格（0.8s）。RR 间期约 6 个大格（1.2s）。所以 QTc 大约 0.73s。

14-2　心电图异常的鉴别诊断有哪些？

QT 间期延长可见于先天性疾病或获得性疾病。引起 QT 间期延长的获得性疾病包括电解质紊乱（低钾血症、低镁血症、低钙血症）和药物副作用。许多药物可以引起 QT 间期延长，具体可在下面的网址中获得[1]。典型的药物包括抗精神病药物、抗生素（包括大环内酯类、喹诺酮类）、Ⅲ类抗心律失常药物和美沙酮。

该患者由于腹泻存在低钾血症、低钙血症和低镁血症。电解质紊乱导致严重的 QT 间期延长，引起尖端扭转型室速。尖端扭转型室速是一种多形性室速，QRS 波的方向沿着等电位线发生扭转，时而向上，时而向下。尖端扭转型室速通常与 QT 间期延长有关。尖端扭转型室速并不能持续很长时间，要么转为窦性心律，要么退变为心室颤动（室颤）。在 QT 间期延长的时候，缓慢性心律失常更容易引起尖端扭转型室速。

---

[1]　http：//www.azcert.org/medical-pros/drug-lists/drug-lists.cfm

病例 15　女性，38 岁，胸痛就诊

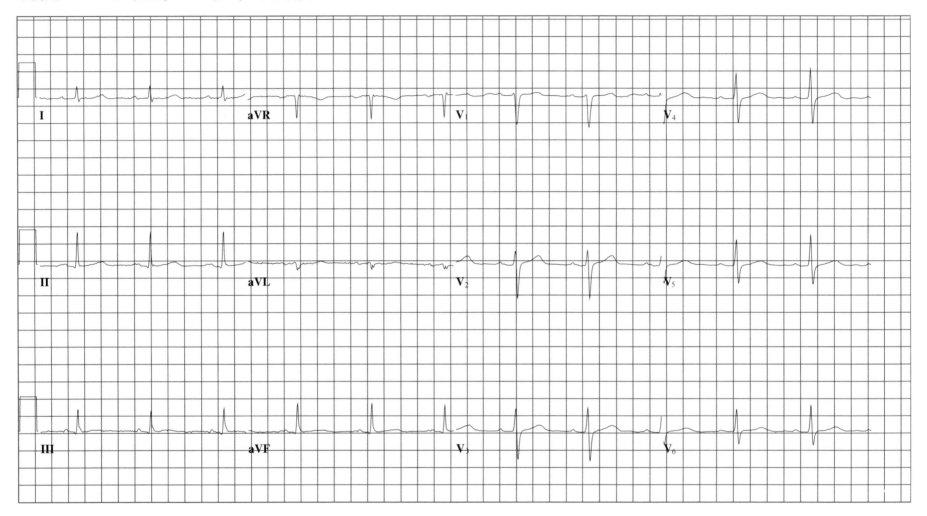

问　　题

15-1　心电图有何异常发现？

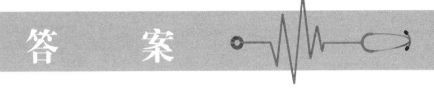

答　案

15-1　心电图有何异常发现?

窦性心律，心率 70 次/分。电轴不偏，间期正常。没有心腔扩大、　心室肥厚表现。没有心肌缺血表现。此心电图为正常心电图。

病例 16　女性，75 岁，有卒中病史

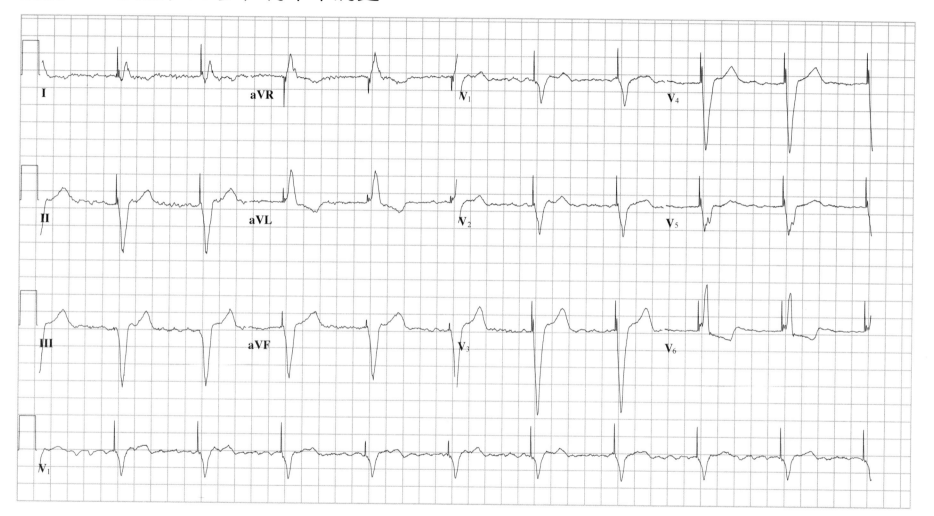

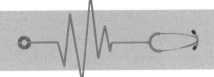

问　　题

16-1　分析心电图是何节律？

16-2　卒中可能的原因是什么？

答　案

16-1　分析心电图是何节律?

起搏心律,节律规整,心室率为 60 次/分。没有明显的心房电活动,提示房颤。电轴左偏,每个 QRS 波群前可见钉样起搏信号,右心室心尖部起搏时 QRS 波呈左束支传导阻滞图形。

16-2　卒中可能的原因是什么?

房颤是引起卒中的重要原因。仅仅分析心电图为起搏心律是不够的,尽管心室起搏,但心房仍在颤动。所以当认识到房颤以后,就应考虑实施抗凝治疗来预防卒中。

病例 17　26 岁健康医学生在上《诊断学》课时做的心电图，没有任何症状

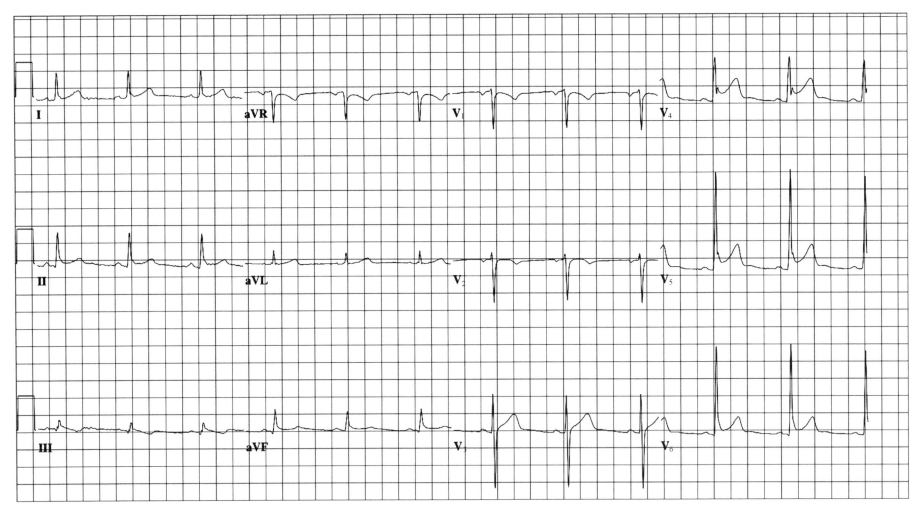

问　　题

17-1　分析心电图，心电图诊断是什么？

17-2　是否需要进一步检查？

答　案

17-1　分析心电图，心电图诊断是什么？

窦性心律，心率 60 次/分。电轴不偏，间期正常，没有心腔扩大表现。胸前导联 V₄～V₆ 可见 ST 段明显抬高，在 J 点上可见切迹（见右侧图）。ST 段抬高需要和心肌缺血、室壁瘤、心包炎、电解质紊乱和早复极鉴别。此心电图 ST 段抬高的形态符合早复极的表现。早复极在正常年轻人中很常见。有些文献报道下壁导联的 J 点抬高超过 1mm 的人发生心脏性猝死的风险轻微升高，对此结论还需要进一步的研究[1]。

17-2　是否需要进一步检查？

不需要进一步的检查。这是一份大致正常心电图。

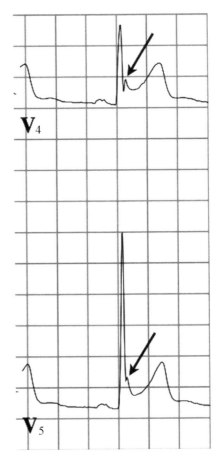

ST 段抬高伴 J 点顿挫（箭头所示）
符合早复极心电图特征

[1]　Haissaguerre M，Derval N，Sacher F，et al．Sudden cardiac arrest associated with early repolarization．N Engl J Med 2008；358；2016-2023．

病例 18　男性，51 岁，常规年度体检时所做心电图，无不适

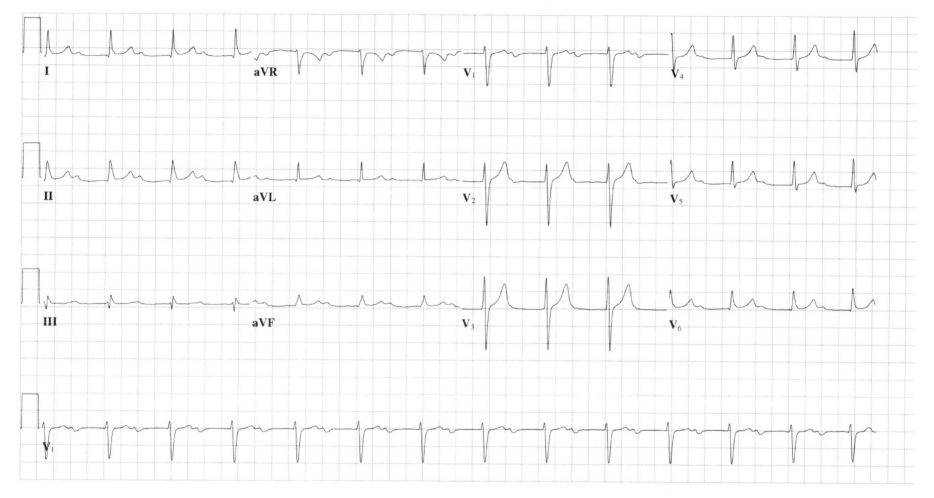

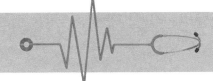

问　　题

18-1　分析心电图，有何异常？

18-2　心脏传导延迟的部位在哪里？

答　案

18-1　分析心电图，有何异常？

窦性心律，心率 80 次/分。QRS 波群电轴正常。PR 间期显著延长至 400ms，P 波与之前的 T 波部分融合，符合房室传导延迟或一度房室传导阻滞的诊断。QRS 波时限正常，约 80ms，QT 间期正常。V₁ 导联 P 波双向，负向波非常明显，时限大于 40ms（1 小格），深度约 1mm（1 小格），提示左心房异常。

18-2　心脏传导延迟的部位在哪里？

PR 间期大于 200ms，提示显著的房室传导延迟或一度房室传导阻滞。PR 间期代表心房除极经过房室结、希氏束、浦肯野纤维传导直至心室开始除极（QRS 波起始）之前的总时间。正常的 PR 间期绝大部分由生理性房室传导阻滞构成，但是房室传导延迟或一度房室传导阻滞可发生在上述传导系统中的任何部位。

需要注意的是，虽然一度房室传导阻滞这个名词在临床实践中被广泛接受，但是生理学上对于 PR 间期大于 200ms 更加准确的描述是房室传导延迟或 PR 间期延长。PR 间期延长表示只是传导延迟而没有发生真正的"阻滞"。

病例 19 男性，65 岁，因先兆晕厥就诊，有高血压、慢性肾病

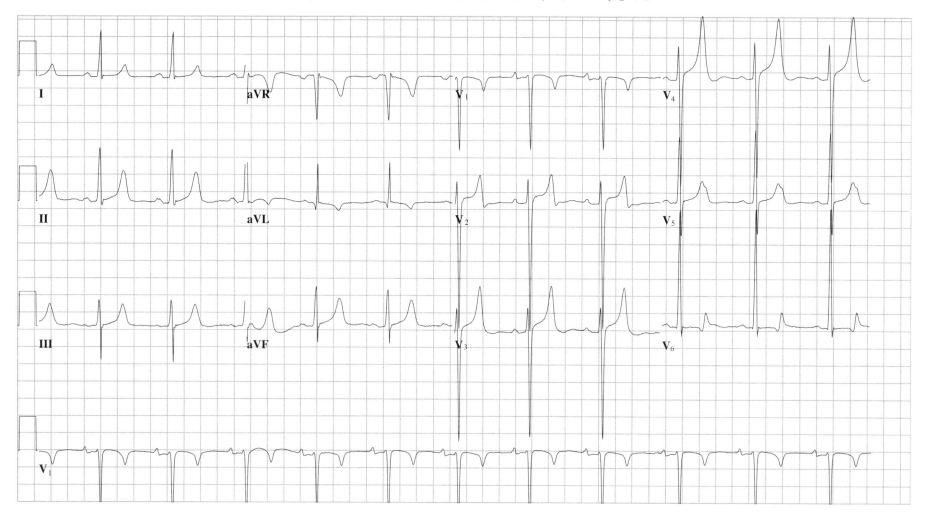

问   题

19-1　分析心电图。

答　　案

19-1　分析心电图。

窦性心律，心率70次/分。QRS波群电轴不偏。在 V_6、aVL 导联 QRS 波群电压增高幅度符合左心室肥厚诊断，伴有继发 ST-T 改变，称为"劳损改变"。最后，$V_2 \sim V_6$ 导联 T 波高尖，基底较窄，结合患者慢性肾病的病史，提示高钾血症。

病例 20　女性，34 岁，晕厥就诊。既往有 3 次流产史，无其他疾病史

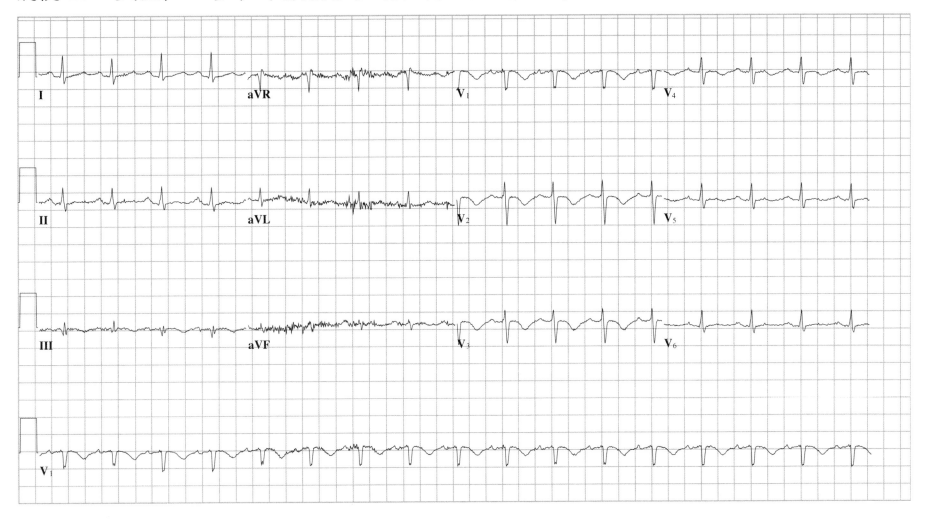

问　　题

20-1　心电图有何异常？

20-2　最可能的诊断是什么？

20-3　心电图的哪些发现支持此诊断？最常见的表现是什么？

答　案

20-1　心电图有何异常?

窦性心动过速,心率约 100 次/分。电轴不偏,约为 0°。QT 间期延长。$V_1 \sim V_4$ 导联 T 波倒置。Ⅲ 导联可见 q 波,T 波倒置,Ⅰ 导联有 S 波。基线有干扰。

20-2　最可能的诊断是什么?

S_1-$Q_{\text{Ⅲ}}$-$T_{\text{Ⅲ}}$ 可见于任何引起右心室负荷增加的疾病,包括气胸、肺炎、气道反应性疾病急性加重。然而最典型的疾病是肺栓塞,也是此患者最可能的诊断。前间隔 T 波倒置也支持肺栓塞诊断。她既往多次流产是由于抗磷脂抗体综合征引起的易栓状态所致。后来肺血管计算机化断层显像血管造影(CTA)证实了大块肺栓塞。

20-3　心电图的哪些发现支持此诊断? 最常见的表现是什么?

心电图对于肺栓塞并不敏感。S_1-$Q_{\text{Ⅲ}}$-$T_{\text{Ⅲ}}$ 是肺栓塞典型改变,但是只在很少一部分患者中出现。肺栓塞最常见的心电图变化是窦性心动过速,其他心电图改变包括电轴右偏、完全性或不完全性右束支传导阻滞、右心房异常、房性期前收缩(早搏)、房性心律失常、前间隔导联 ST-T 改变。

病例 21　男性，42 岁，阵发性房颤射频消融术后

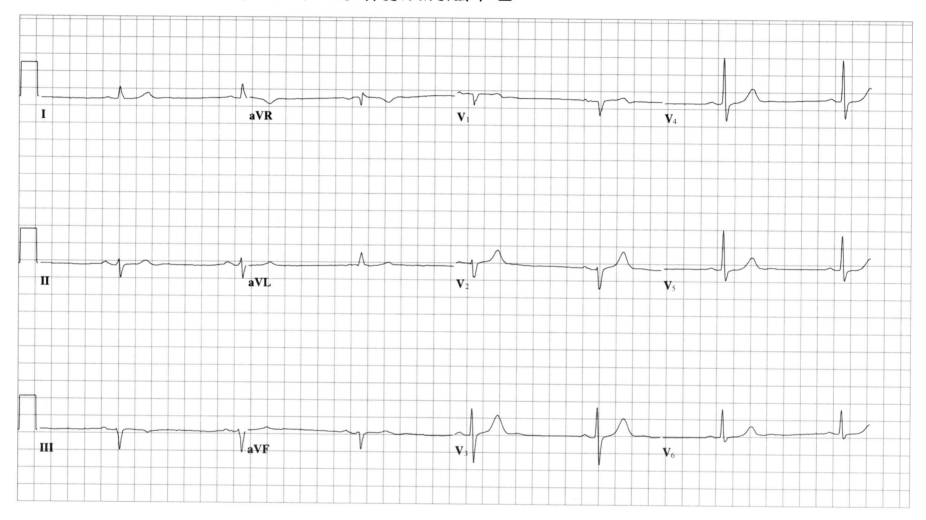

问   题

21-1   心电图有何异常？

答　案

21-1　心电图有何异常？

窦性心动过缓，心率 42 次/分。PR 间期正常。电轴左偏。间期正常，无 ST-T 异常改变。总之，主要异常就是窦性心动过缓。窦性心动过缓可以是生理性的，见于年轻健康的运动员；或者是病理性的，见于病态窦房结综合征或药物（如 β 受体阻滞剂）过量。

病例 22　女性，72 岁，有高血压、二尖瓣反流，随访时做此心电图

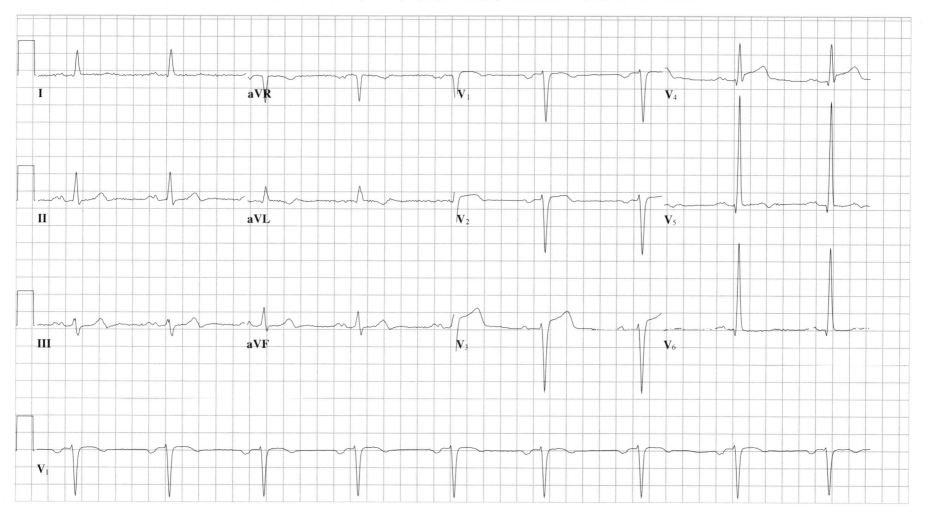

问　　题

22-1　分析心电图。

22-2　心电图异常最可能的原因是什么？

答　案

22-1　分析心电图。

窦性心动过缓，心率 54 次/分。电轴不偏。PR 间期大于 200ms，提示一度房室传导阻滞。Ⅱ导联 P 波增宽大于 120ms，伴有明显切迹提示左心房异常。V_1 导联 P 波终末部分倒置，面积大于 $1mm^2$，也提示左心房异常。V_5 导联 R 波振幅加上 V_1 导联 S 波振幅大于 3.5mV，提示左心室肥厚。

22-2　心电图异常最可能的原因是什么？

患者左心房异常和左心室肥厚最可能的原因是，高血压导致的心房和心室的顺应性下降，以及二尖瓣反流引起的心房和心室容量负荷增加。

病例 23 女性，68 岁，看家庭医生时所做心电图，既往有陈旧性心肌梗死、充血性心力衰竭病史

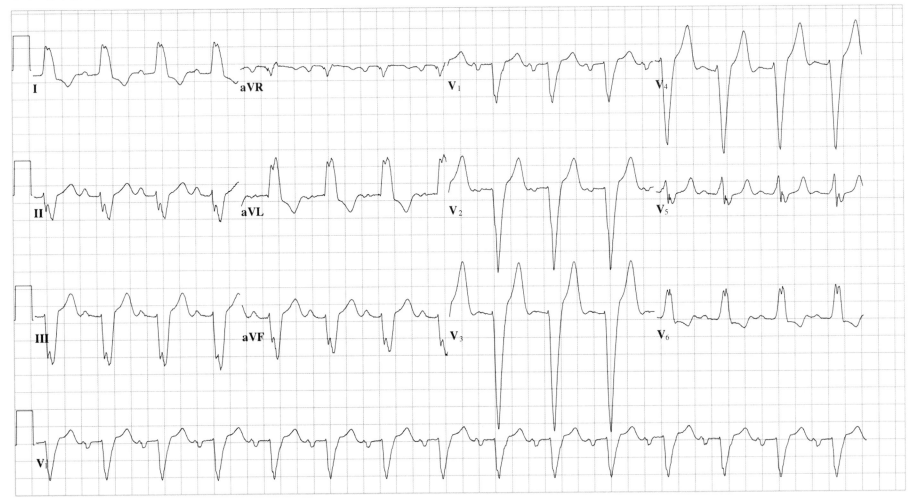

问　　题

23-1　分析心电图，有何异常？

23-2　分析为何 QRS 波呈此形态？

答　案

23-1　分析心电图，有何异常？

　　窦性心律，心率 90 次/分。电轴左偏。PR 间期 240ms，提示房室传导延迟或一度房室传导阻滞。QRS 波时限延长至 200ms。QRS 波在 V_1 导联增宽，Ⅰ、aVL、V_6 导联 R 波增宽伴有切迹，提示左束支传导阻滞（LBBB）。QT 间期正常。V_1 导联 P 波终末部分呈负向，宽度大于 40ms（1 个小格），深度超过 0.1mV（1 个小格）提示左心房异常。Ⅱ导联 P 波有切迹也提示左心房异常。ST-T 改变继发于左束支传导阻滞。

23-2　分析为何 QRS 波呈此形态？

　　右束支传导阻滞会引起缓慢、延迟的、向右的终末向量；与此类似，左束支传导阻滞会引起缓慢、延迟的、向左的终末向量。左束支传导阻滞与右束支传导阻滞不同，因为正常 QRS 波起始的室间隔除极向量是沿着左束支传导的，所以当左束支传导阻滞时 QRS 波起始部分会有异常。正常时 QRS 波起始部分在 V_1 导联呈 r 波，V_6 导联呈 q 波；所以左束支传导阻滞时会消失（V_1 导联有时仍然可以有 r 波，但是 V_6 导联的 q 波消失，正如这个患者的心电图）。左束支传导阻滞时，心室激动先通过右束支传导，后通过心室自身传导。右心室首先除极，方向为从右向左。此向量在心电图上表现为 V_1 导联起始 S 波或呈 rS 形，Ⅰ、aVL、V_6 导联起始 R 波（起始向左的心电向量）。最后是左心室除极，导致 QRS 波终末部分向量指向心脏的左侧，心电图上表现为 V_1 导联宽大的 S 波，Ⅰ、aVL、V_6 导联呈宽大的 R 波。综上所述，左束支传导阻滞时 V_1 导联（右心导联）呈宽大的 S 波（有时有切迹），Ⅰ、aVL、V_6 导联（左心导联）呈宽大 R 波（有时有切迹）。

病例 24　越野跑运动员，28 岁，心电图检查

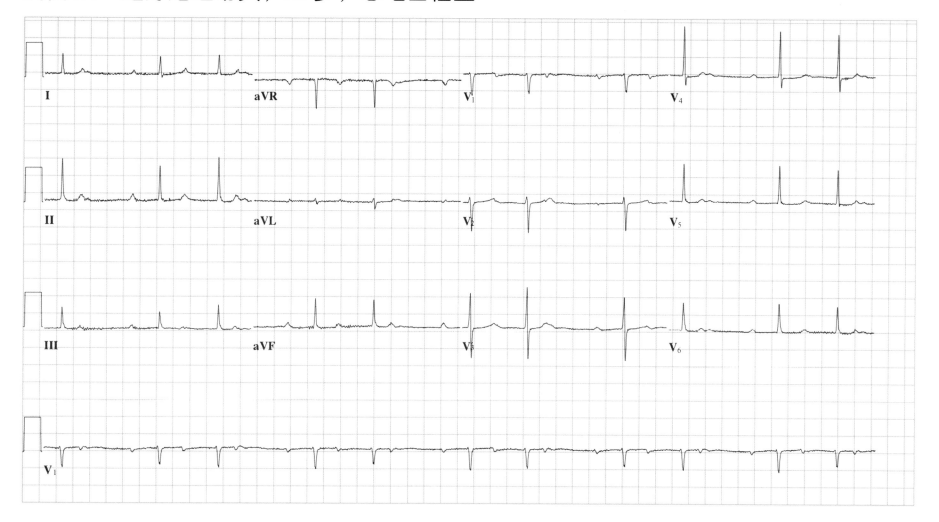

问　题

24-1　分析心电图，是何节律？

24-2　进一步需要哪些处理？

答　案

24-1　分析心电图是何节律？

　　心室率 66 次/分。心电图呈"有规律的节律不整"，几个 QRS 波一组之后是长间歇。分析节律时首先要识别 P 波和 QRS 波，然后分析二者的关系。下图中的 P 波用星号标示。如果我们从每组 QRS 波的第一个 QRS 波开始分析，我们可以发现 P 波伴有 PR 间期延长。下一个 P 波的 PR 间期进一步延长（图中用箭头标示）。第三个 P 波未能下传

心室，之后 PR 间期重整。P 波的形态符合窦性 P 波。PR 间期逐渐延长，直至一个 P 波未下传，之后的 PR 间期重新缩短，符合莫氏 I 型房室传导阻滞或文氏阻滞。电轴不偏，QT 间期正常，无心腔扩大、心肌缺血。

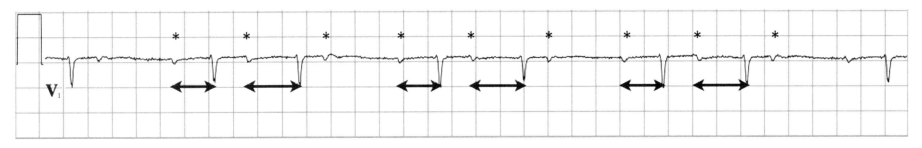

P 波用星号标出。PR 间期逐渐延长（如箭头所示），直到不传导。周期重复

24-2　进一步需要哪些处理？

　　年轻的运动员有莫氏 I 型房室传导阻滞但是没有症状。房室传导阻滞的部位可能在房室结，而不是在传导系统更靠下的部位。可能与迷走神经张力增高有关，当迷走张力不太高的时候（比如运动时）房

室传导阻滞会逐渐减轻。推测心率会随着运动而增加，不需要特殊的治疗。

病例 25   女性，42 岁，有心前区扑动感

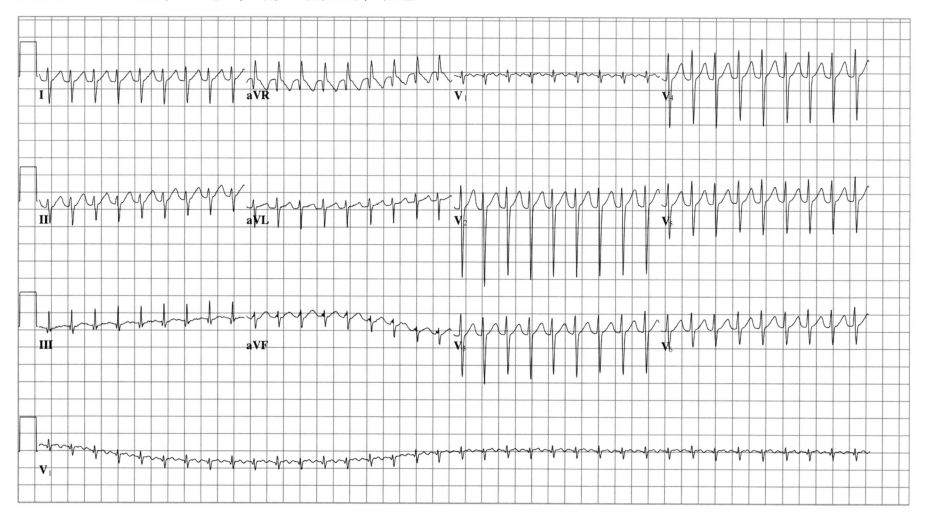

问　　题

25-1　分析心电图。

25-2　如何诊断？

答　案

25-1　分析心电图。

窄 QRS 波心动过速，心率 216 次/分。电轴右偏，间期正常。基线不平稳，尤其在 V_1 导联。心律齐的窄 QRS 波心动过速的鉴别诊断包括窦性心动过速、房性心动过速、心房扑动按固定比例下传心室、交界区心动过速、房室折返性心动过速（AVRT）、房室结折返性心动过速（AVNRT）。要鉴别上述疾病，最重要的是识别心电图上心房的电活动。V_1 导联上在两个相邻 QRS 波差不多中间的位置可以看到小的负向波（右图中用圆圈标示），代表了心房的电活动。从体表心电图上很难鉴别这是窦性的 P 波、异位的心房电活动，还是折返性心动过速逆传心房。所以，基于这种不确定性，最好诊断为室上性心动过速。

25-2　如何诊断?

在连续记录心电图的情况下刺激迷走神经或静脉注射腺苷阻断房室结可以帮助我们鉴别。如果上述措施引起短暂房室传导阻滞，从而终止心动过速发作，提示心动过速的机制可能是折返，或者可以使潜在的窦性或异位心房节律显现出来。

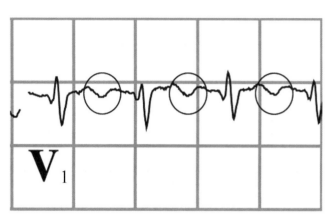

图中圈内显示出可能的心房电活动，但在如此快的节律下它对鉴别诊断没有太大价值。此心律失常最好归为室上性心动过速

病例 26　老年男性，65 岁，既往有非缺血性心肌病病史，埋藏式心脏复律除颤器电击后的心电图

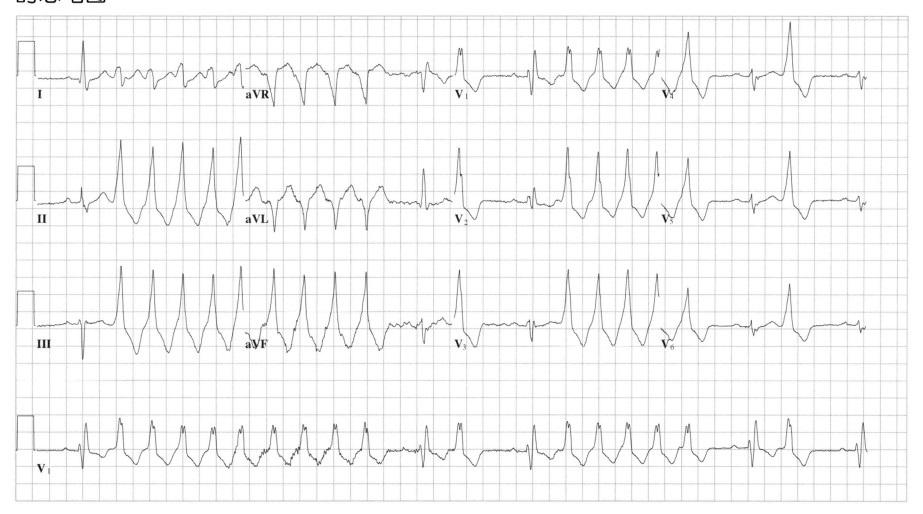

问　　题

26-1　分析心电图，是什么心律失常？

答　案

26-1　分析心电图，是什么心律失常？

存在两种迥异的节律和 QRS 波形态。第一种节律为正常窦性心律、额面轴正常和右束支传导阻滞。在几个窦性节律中穿插着一排排单形性宽 QRS 波心动过速。宽 QRS 波心动过速在 $V_1 \sim V_6$ 导联上其 QRS 波群表现为完全正向，我们称之为同向，特别是结合该患者有潜在心肌病，考虑诊断为非持续性室性心动过速。进一步评估 $V_1 \sim V_6$ 导联的窦性心律表明，临界低电压和 R 波递增不良现象提示存在陈旧性心肌梗死。

总之，该心电图表现应描述为正常窦性心律、右束支传导阻滞、R 波递增不良和非持续性单形性室性心动过速。

病例 27　青年男性，18 岁，吸食可卡因后恶心

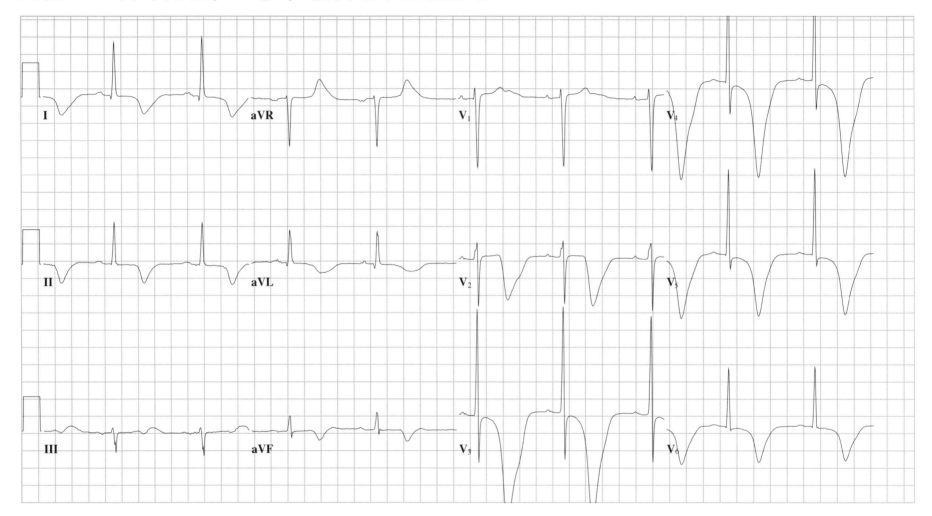

问　题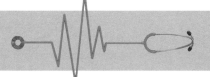

27-1　心电图异常表现是什么？

27-2　心电图异常的鉴别诊断是什么？

27-3　可卡因有什么样的心血管效应？

答　案

27-1　心电图异常表现是什么？

窦性心动过缓，心率 53 次/分，QRS 波电轴正常。最引人注目的是全导联的巨大 T 波倒置，V₂ 导联到 V₆ 导联尤其明显伴 ST 段压低。QT 间期延长超过 600ms。

27-2　心电图异常的鉴别诊断是什么？

巨大 T 波倒置的原因包括心肌缺血、脑血管意外（尤其是出血性卒中）、心肌病、药物（包括 Ⅲ 类抗心律失常药物）毒性和吸食毒品（例如可卡因的急性和慢性中毒）。

27-3　可卡因有什么样的心血管效应？

急性期，可卡因通过抑制儿茶酚胺的再摄取具有类交感作用。高浓度的儿茶酚胺能导致血管张力和收缩力增加，进而增加左心室后负荷和室壁的应力。血液剪切力的提高可能会诱发动脉粥样硬化斑块破裂、动脉夹层，同时增加罹患急性冠状动脉综合征和急性主动脉综合征的风险。另外，可卡因诱发的血管痉挛可能导致冠状动脉和其他动脉床的缺血，也能诱发高凝状态。

病例 28   女性，79 岁，主诉头晕、腹痛

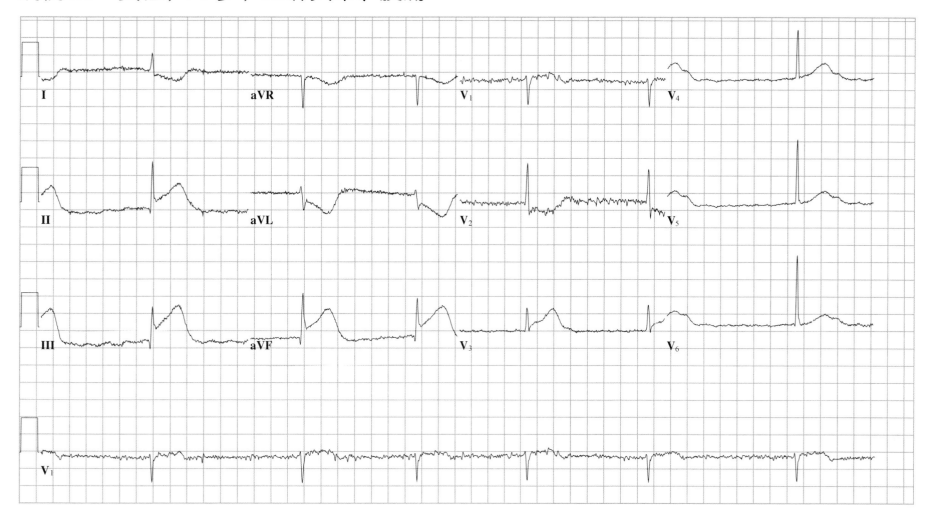

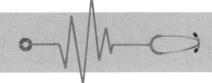

问　　题

28-1　患者的诊断是什么？

28-2　心动过缓的原因是什么？

答　案

28-1　患者的诊断是什么？

心电图表现为心动过缓。10s 心电图中仅有 6 个 QRS 波群，因此，平均心室率为 36 次/分。心电图上大多数 QRS 波窄并且 RR 间期为有规律的不规则，没有心房激动波。存在细小的人为基线干扰。因此，该节律是心房颤动伴心室率缓慢。下壁导联明显 ST 段抬高，无病理性 Q 波，Ⅰ、aVL 导联无镜像性 ST 段压低。评估胸前导联 R 波递增变化，通常情况下，V_1、V_2 导联的 S 波比 R 波更明显；在这个心电图中，V_2 导联存在显著的 R 波伴 ST 段压低，提示可能存在后壁心肌梗死。另外，V_3 导联 ST 段抬高，这可能代表心尖部缺血。因此，缺血的范围包括下壁、后壁和心尖部，提示大的、优势型的右冠状动脉闭塞，其环绕并供应左心室的心尖部区域。

28-2　心动过缓的原因是什么？

右冠状动脉或左冠状动脉回旋支闭塞可引起下壁 ST 段抬高型心肌梗死。在这种情况下，Ⅲ 导联 ST 段抬高幅度比 Ⅱ 导联明显，伴随 Ⅰ 和 aVL 导联 ST 段的压低，提示罪犯血管最有可能是右冠状动脉。后降支的分支房室结动脉提供房室结的血液供应。在绝大多数患者，后降支是右冠状动脉的一个分支（所谓的"右优势型"患者）；在少数患者中，后降支是左回旋支的分支（所谓的"左优势型"患者）。在本病例中，患者可能右冠状动脉闭塞导致下壁和后壁缺血，房室结也受累发生缺血，进而导致传导减慢和心动过缓。

病例 29　女性，24 岁，胸膜性胸痛

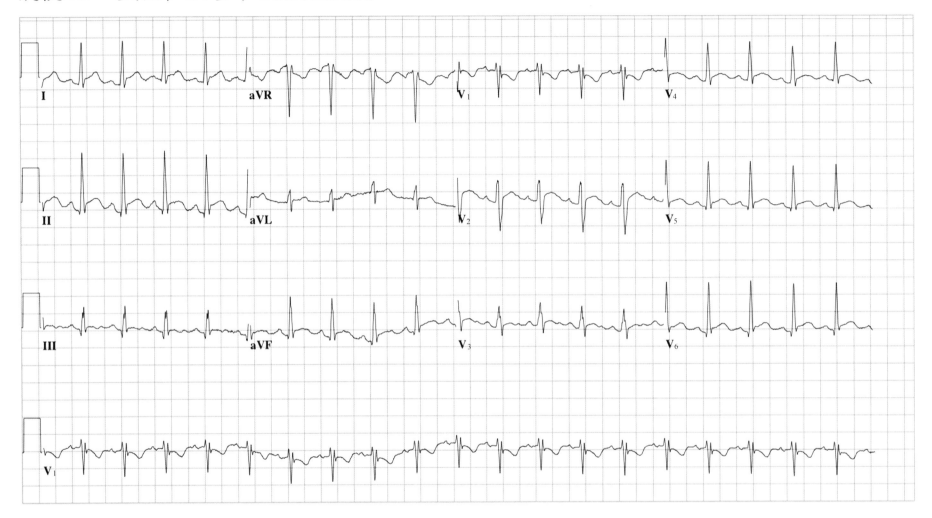

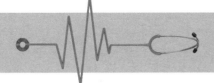

问　　题

29-1　分析心电图。

29-2　心电图的鉴别诊断是什么？

答　　　案

29-1　分析心电图。

窦性心律，心率约 100 次/分，QRS 波群电轴正常。没有心室扩大。基于 V₁ 导联的 QRS 波形态为 RSR′波（兔耳征）以及 QRS 波群时限正常的表现，诊断为不完全性右束支传导阻滞。下壁导联（Ⅱ、Ⅲ 和 aVF 导联）、侧壁导联（V₅、V₆、Ⅰ 和 aVL 导联）和前壁导联（V₂～V₄ 导联）广泛 ST 段抬高 1～3mm。此外，Ⅱ 导联 PR 段明显压低。aVR 导联 PR 段抬高。

29-2　心电图的鉴别诊断是什么？

ST 段抬高的鉴别诊断一般包括透壁性缺血、左心室室壁瘤、高钾血症、左心室肥厚的复极异常、早复极综合征以及心包炎。该心电图表现为广泛的弓背向下的 ST 段抬高和 Ⅱ 导联 PR 段压低以及 aVR 导联 PR 段抬高均是心包炎的表现。

病例 30   65 岁高血压女性患者，进行初级保健随访时记录心电图

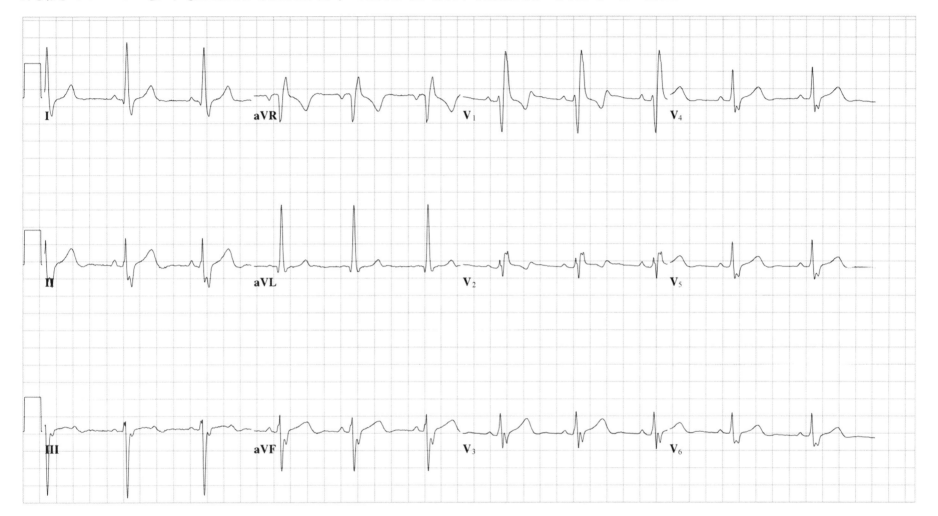

问 题

30-1 分析心电图，指出心电图的异常。

30-2 右束支传导阻滞的存在如何影响左心室肥厚的心电图诊断？

答　　案

30-1　分析心电图，指出心电图的异常。

该心电图表现为：正常窦性心律，心率 65 次/分，QRS 波群电轴不偏。QRS 波群时限延长到 140ms，为完全性右束支传导阻滞。QT 间期正常。依据 aVL 导联的 R 波电压增高至 1.7mV，支持左心室肥厚的诊断。V_1、V_2 导联 T 波与 QRS 波群主波方向相反，属于右束支传导阻滞的正常改变。

30-2　右束支传导阻滞的存在如何影响左心室肥厚的心电图诊断？

测定左心室肥厚的标准心电图方法同样适用于右束支传导阻滞存在的情况下。

病例 31 男性，62 岁，主诉心悸、呼吸困难

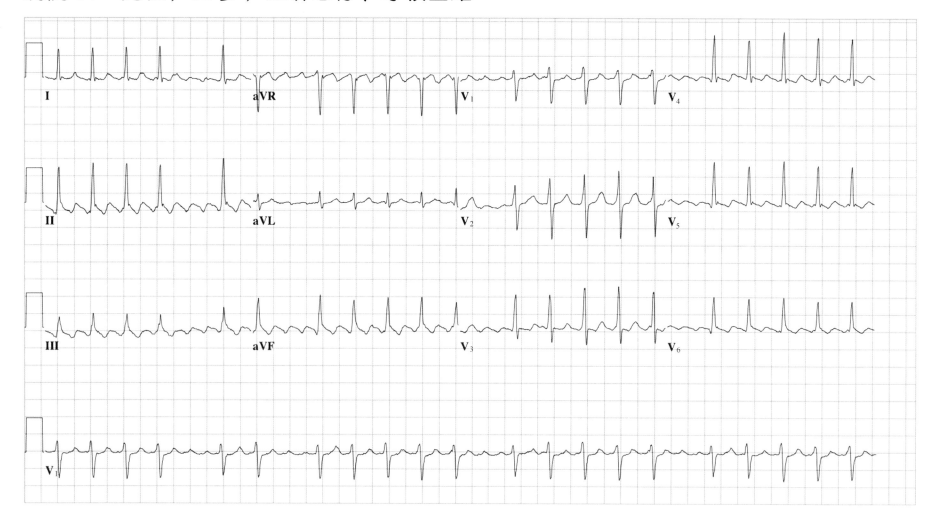

问　　题

31-1　心电图有什么异常？

答　案

31-1　心电图有什么异常？

　　心电图表现为快速、不规则、窄 QRS 波的节律。10s 心电图中有 21 个 QRS 波群，平均心室率大约 126 次/分。心电图上大多数 QRS 波群的 RR 间期为 420ms。所有导联的 RR 间期宽度较恒定（约 720ms）。这与房颤波出现的节律绝对不规则不同。寻找 Ⅱ、Ⅲ 和 aVF 导联心房波，该心房扑动波形呈锯齿状，房扑波频率约为 300 次/分，这是心房扑动（房扑）的典型频率。短 RR 间期的房扑波是以 2∶1 比例下传至心室的结果，而长 RR 间隔是以 4∶1 比例下传至心室的结果。右图展示了以 2∶1 和 4∶1 比例传导的扑动波。房扑引起的 QRS 波群的电轴和间期多为正常。在此心电图上并没有发现心脏肥大或缺血的证据。

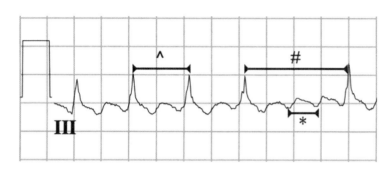

房扑波频率为 300 次/分，以 2∶1 和 4∶1 的比例传导至心室

* 心房扑动频率为 300 次/分

\# 4∶1 比例下传心室

^ 2∶1 比例下传心室

病例 32　老年男性，68 岁，因胸痛就诊

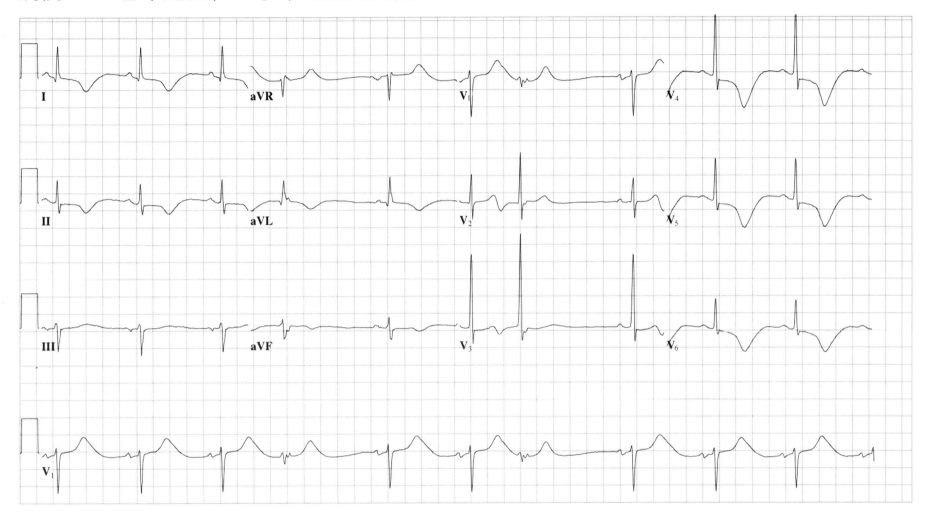

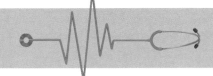

问　　题

32-1　心电图有什么异常？

32-2　T 波异常的鉴别诊断是什么？

答　案

32-1　心电图有什么异常？

心电图表现为窦性心律，心率大约 60 次/分。在第 4 个和第 7 个 QRS 波群（刚好在 QRS 波群后）可见逆行 P 波，描述为房室交界区期前收缩。QRS 波电轴正常，而 QT 间期明显延长。存在 ST 段下斜型压低和 T 波深倒置，以前侧壁导联最明显。

32-2　T 波异常的鉴别诊断是什么？

T 波深倒置和 QT 间期延长的原因包括心肌缺血、电解质紊乱、心肌病、中枢神经系统损伤、中毒、使用药物（如可卡因和抗心律失常药物）。结合临床推测本例患者 ST-T 改变最可能的原因为心肌缺血。该患者的冠状动脉造影显示左回旋支重度狭窄，并置入了支架治疗。

病例 33　女性，42 岁，心悸、劳力性呼吸困难 2 个月，既往有风湿热病史

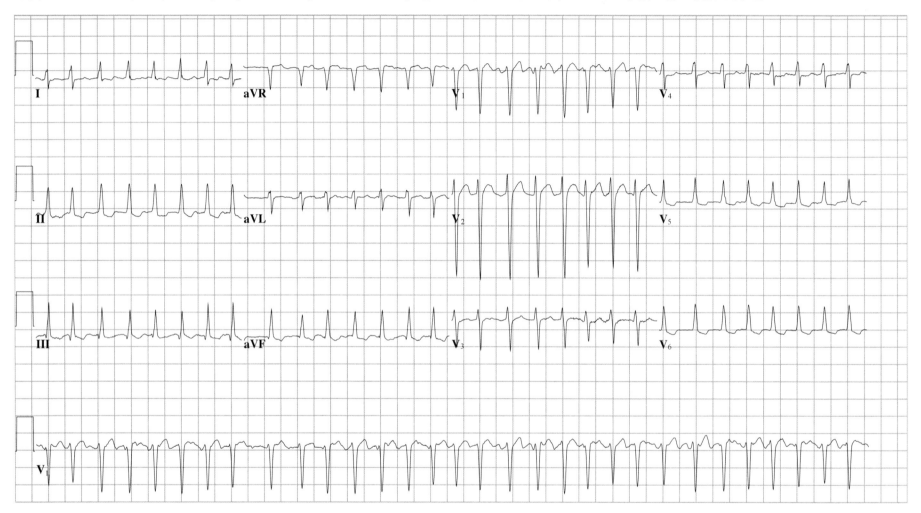

问   题

33-1　心电图有什么异常？

33-2　可能的诊断是什么？下一步的诊断性检查是什么？

33-3　患者在接受根治术前，如何选择药物治疗？

答 案

33-1 心电图有什么异常？

心电图表现为快速、不规则、窄 QRS 波的心动过速。10s 的心电图节律中有 31 个 QRS 波群，平均心室率大约 186 次／分。绝对不规则的节律将鉴别诊断的范围缩小为房颤和多源性的房性心动过速（房速）；在每一个 QRS 波群前没有明确的 P 波，因此该节律是房颤。QRS 波电轴正常，没有病理性 Q 波。下侧壁导联中有非特异性的 ST 段压低和 T 波倒置。

33-2 可能的诊断是什么？下一步的诊断性检查是什么？

风湿热患者新发房颤提示可能为二尖瓣狭窄。经典的二尖瓣狭窄继发于风湿性心脏病，并可引起左心房扩大和房颤。二尖瓣狭窄查体的典型发现是开瓣音和低调的舒张期隆隆样杂音，这种杂音常难以听出来，尤其是在心率快时。这个患者应该进行超声心动图检查来估计跨二尖瓣的压力阶差，明确二尖瓣解剖结构，并估算肺动脉收缩压。可根据瓣膜解剖结构，以及是否同时合并二尖瓣关闭不全来决定患者是进行经皮二尖瓣球囊成形术还是外科手术修复。

33-3 患者在接受根治术前，如何选择药物治疗？

当患者等待经皮二尖瓣球囊瓣膜成形术或手术干预的时候，β受体阻滞剂适用于二尖瓣狭窄患者，可用于控制心室率。相比非瓣膜性房颤的患者，合并房颤的二尖瓣狭窄患者患血栓栓塞性卒中的风险较高，是抗凝药物治疗的适应证。

病例 34 61 岁男性，来院随访做心电图

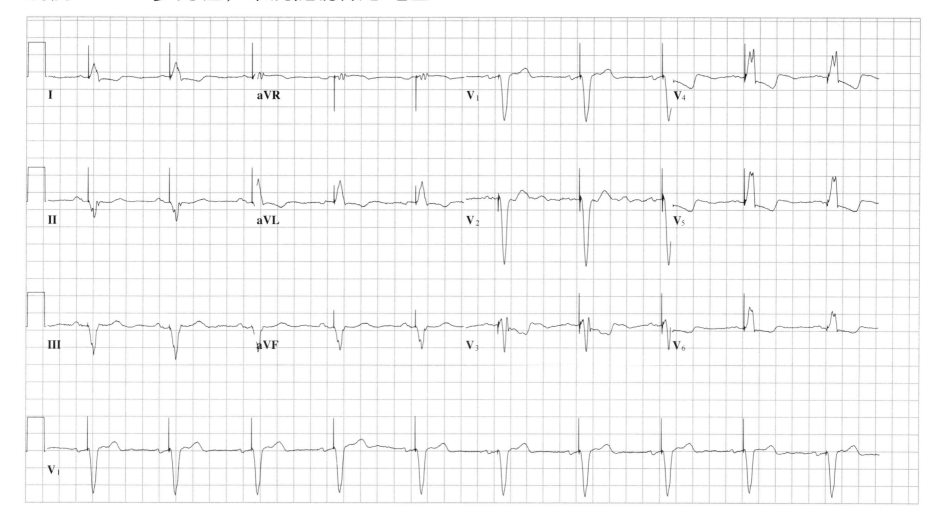

问 题

34-1 心电图是什么节律?

34-2 起搏器电极导线植入的部位在哪里?

34-1　心电图是什么节律？

P 波的频率是 60 次/分。P 波在下壁导联及 I 导联是直立的，符合正常窦性心律，每一个 P 波后跟随一个起搏的心室波，心室的 QRS 波群符合左束支传导阻滞及电轴左偏特点，与电极导线植入右心室心尖部的起搏图形一致。PR 间期是恒定的。因此，患者植入的是双腔起搏器，表现为心房感知、心室起搏。II 导联出现有切迹的宽 P 波提示左心房异常。在心室起搏的情况下，I、aVL、V₃～V₆ 导联 ST 段偏移伴 T 波倒置是正常表现。总之，本例患者心电图提示窦性心律、心房感知及心室起搏的双腔起搏器工作模式，还有左心房的异常。

34-2　起搏器电极导线植入的部位在哪里？

心室起搏心电图明显意味着该患者植入了心室起搏器。左束支传导阻滞图形和下壁导联的负向 QRS 波说明起搏器电极导线安置在右心室心尖部，起搏电流方向和下壁导联的方向相反。自身的 P 波和恒定的 PR 间期后跟随起搏脉冲提示有心房感知，因此，右心房也有电极导线。

病例 35　65 岁老年女性，高血压控制不佳，接受日常的随访就诊

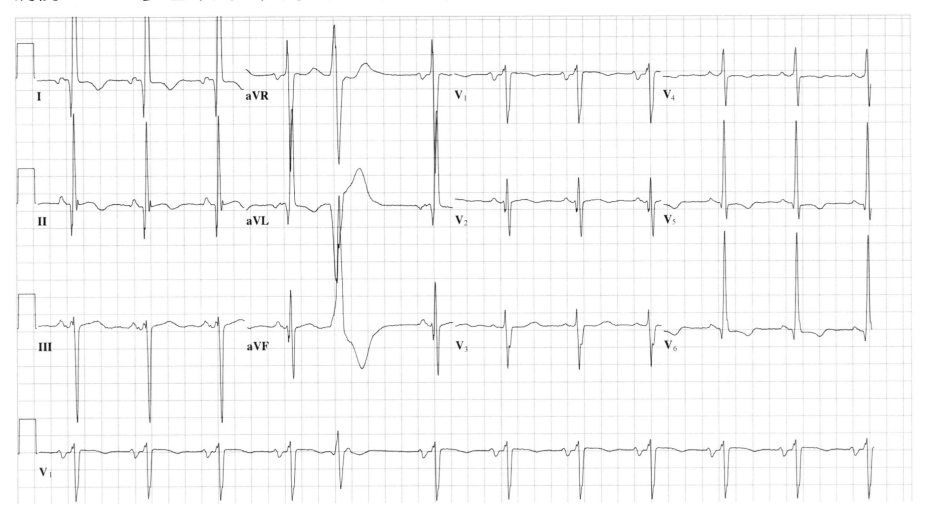

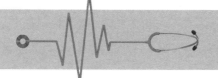

问　　题

35-1　心电图有哪些异常？

35-2　鉴别诊断有哪些？

答　　案

35-1　心电图有哪些异常？

心率 70 次/分，Ⅰ导联异常的双向 P 波，该心电图表现为非窦性心律，为房性异位心律。第 5 个 QRS 波群是室性早搏。QRS 波群电轴正常。由于 QRS 波群时限大于 100ms，但 QRS 波形态既不是右束支传导阻滞图形也不是左束支传导阻滞图形，最好诊断为室内传导阻滞，依据 aVL 导联 QRS 波群 R 波电压大于 1.1mV（$R_{aVL} > 1.1mV$）和 V_1 导联 S 波电压幅度加上 V_6 导联的 R 波（译者注：原文为 S 波）幅度大于 3.5mV（$S_{V_1} + R_{V_6} > 3.5mV$），故可诊断左心室肥厚。在大多数以 R 波为主的导联上存在 T 波倒置和 ST 段改变，多为左心室肥厚的继发性改变。最后，Ⅰ、Ⅱ和 aVL 导联的 Q 波更符合侧壁心肌梗死的诊断，而非室间隔肥厚。

35-2　鉴别诊断有哪些？

左心室肥厚与高血压性心脏病、心肌病、主动脉瓣狭窄或关闭不全、二尖瓣关闭不全相关。总之，任何导致左心室压力和容量负荷过大的疾病均可导致左心室肥厚。

病例 36　男性，59 岁，胸骨后疼痛持续 20min 后自行缓解

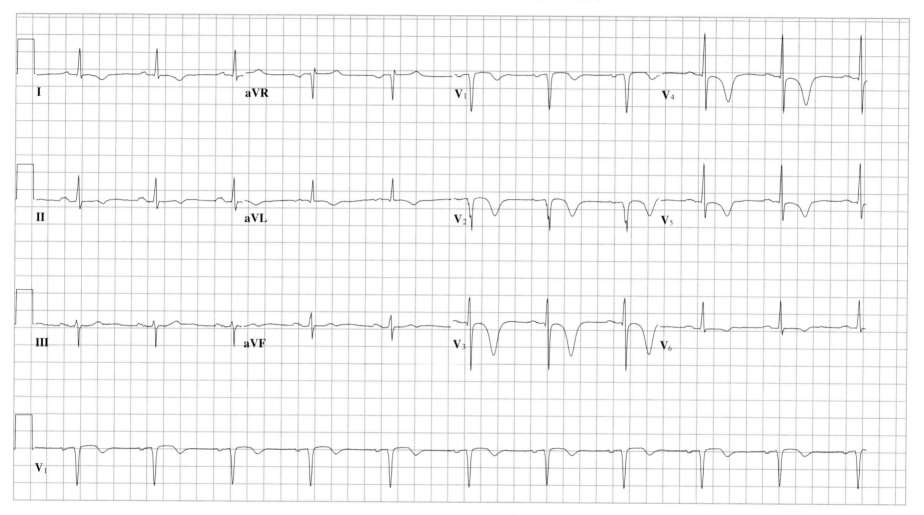

36-1 心电图存在什么异常？

36-2 下一步该采取什么措施？

答　　案

36-1　心电图存在什么异常？

心电图表现为正常窦性心律，QRS 波群电轴正常，间期一致。V₁、V₂ 导联可见宽大的 Q 波，提示前间壁分期未定的心肌梗死。前间壁 V₁、V₂ 导联和前壁 V₃、V₄ 和 V₅ 导联可见深而对称、倒置的 T 波。结合胸痛病史，前壁导联 T 波表现为深而窄的对称性倒置称为 Wellens 综合征。该综合征提示左冠状动脉前降支近端有重度狭窄[1]。

36-2　下一步该采取什么措施？

该患者表现为自限性胸痛和 Wellens 综合征心电图。Wellens 综合征的自然病程是进展为急性前壁 ST 段抬高型心肌梗死。因此，针对患者的不稳定型心绞痛应采取积极的药物治疗，并尽早实施冠状动脉造影术，如证实存在左前降支近端重度狭窄，应同时行经皮冠状动脉介入术（PCI）。

[1]　Rhinehardt J，Brady WJ，Perron AD，et al. Electrocardiographic manifestations of Wellens'syndrome. Am J Emerg Med 2002；20：638-643.

病例 37 男性，62 岁，ST 段抬高型心肌梗死转院进一步治疗

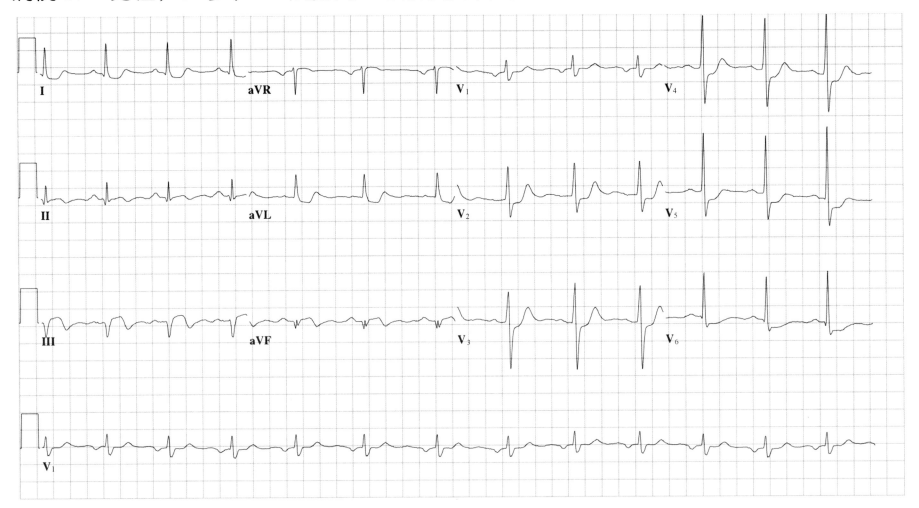

问   题

37-1   心电图有什么异常？

37-2 V_1 导联高大 R 波的鉴别诊断有哪些？

答　　案

37-1　心电图有什么异常？

该心电图为窦性心律，心率 75 次/分。电轴和间期是正常的。Ⅲ 和 aVF 导联可见 Q 波和 ST 段抬高，提示下壁 ST 段抬高型心肌梗死。ST 段压低见于 Ⅰ、aVL、$V_2 \sim V_6$ 导联，同时 V_1 导联 R 波高于 S 波。

37-2　V_1 导联高大 R 波的鉴别诊断有哪些？

V_1 导联高大 R 波可见于后壁透壁性心肌梗死（后壁 ST 段抬高型心肌梗死）、右心室肥大、某些肌营养不良、胸前导联位置接错、预激（Wolff-Parkinson-White）综合征。当下壁发生 ST 段抬高型心肌梗死时，V_1 导联高大 R 波和前壁 ST 段压低最可能代表后壁缺血及梗死（V_1 导联中的 R 波实际上代表的是后壁 Q 波；同样地，前壁 ST 段压低代表后壁 ST 段抬高）。当患者存在下壁心肌梗死时，应仔细检查右侧胸前导联及前壁导联以发现后壁受累的证据。

病例 38　74 岁老年女性，阵发性房颤，长期服用地高辛

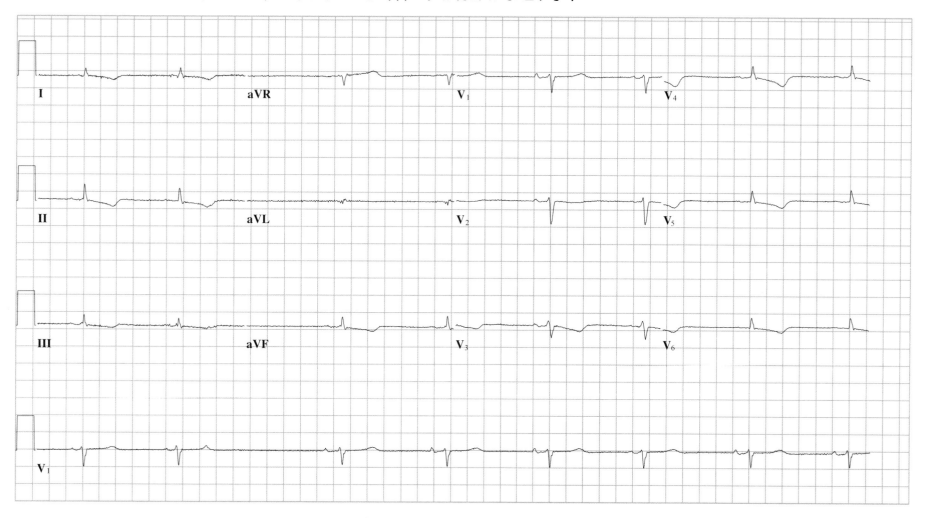

问　　题

38-1　分析心电图。

38-2　洋地黄如何影响心脏，血清电解质水平如何影响洋地黄的这种作用？

38-3　描述洋地黄中毒的可能心电图表现。

答案

38-1　分析心电图。

心电图显示为心动过缓，心率 46 次/分。P 波形态多种多样，有轻微变化的 PR 间期和 PP 间期，这些表现与心房起搏节律点的游走最符合。第 2 个 P 波后，有一个近 2s 的间歇。如下页图所示，仔细观察前一个 T 波显示在心室不应期存在没有下传的 P 波。该 QRS 波电轴正常，PR 间期、QRS 波和校正的 QT 间期（QTc）正常。QRS 波电压低，在所有肢体导联的 QRS 波振幅小于 0.5mV，在所有胸前导联上的 QRS 波振幅小于 1.0mV。还有弥漫性的 ST 段异常伴 T 波倒置——ST 段斜向下形成"鱼钩"状。这个 ST 段表现是典型地高辛效应。

38-2　洋地黄如何影响心脏，血清电解质水平如何影响洋地黄的这种作用？

洋地黄直接抑制心肌细胞膜上的钠/钾腺苷三磷酸酶（Na^+-K^+ ATP 酶）。该酶为能量依赖性的，能逆浓度梯度转运钠和钾离子，以维持心肌细胞膜的静息电位以及心肌细胞内的高浓度钾离子和低浓度钠离子。洋地黄对 Na^+-K^+ ATP 酶的抑制作用可增加细胞内钠浓度。细胞内钠离子浓度的增加可以抑制第二个离子转运泵——钠/钙（Na^+-Ca^{2+} 交换）交换泵的活化，该泵可以将钙离子移出心肌细胞，将钠离子顺浓度差交换进入细胞内。依据此机制，洋地黄可以增加细胞内的钙离子浓度。洋地黄的作用包括增加心肌收缩力，减慢传导组织的传导速度，延长不应期，提高自律性。低血钾时可能会增强洋地黄作用，由于减少细胞外钾浓度进一步降低 Na^+-K^+ ATP 酶的活性；低镁血症时，也抑制 Na^+-K^+ ATP 酶。高钙血症时，较高的细胞外钙离子浓度进一步降低钠/钙交换。

答案（续）

38-3　描述洋地黄中毒的可能心电图表现。

早期洋地黄毒性是通过增加迷走神经张力介导的，表现为抑制窦房结和房室结的传导，自律性的增加促使异位心律发生，包括房性早搏和心动过速、房室交界区心动过速、室性期前收缩和室性心动过速（包括双向性室速）、心室颤动。窦房结和房室结的过度抑制可导致高度和三度窦房传导阻滞和房室传导阻滞。

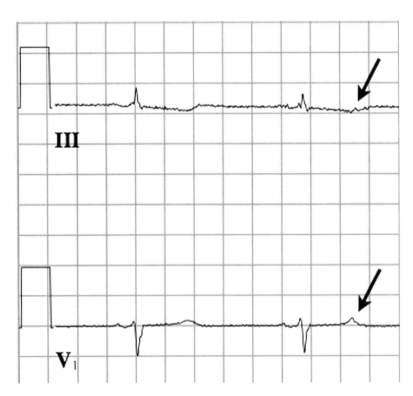

箭头所示为 P 波出现在心室不应期，使前面的 T 波稍变形

病例 39　女性，81 岁，慢性阻塞性肺疾病（COPD）随访患者

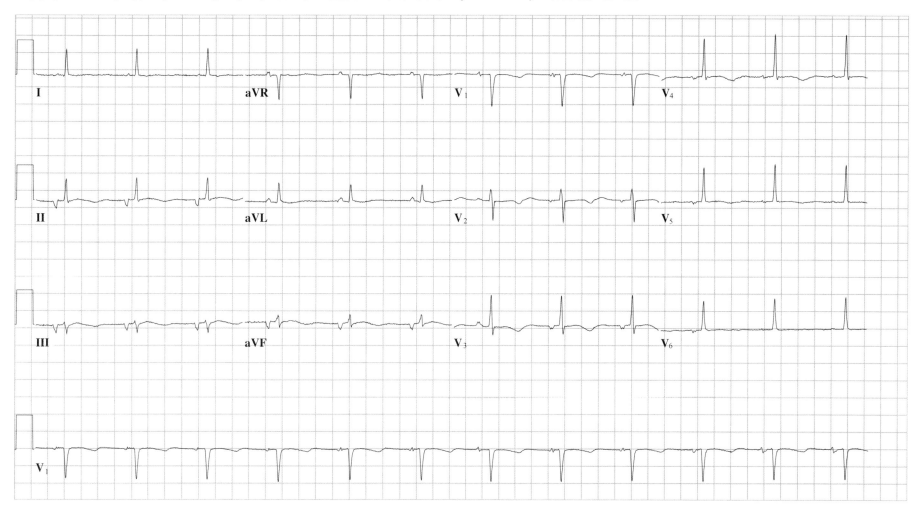

问　　题

39-1　心电图异常表现是什么？呈什么节律？

答　案

39-1　心电图异常表现是什么？呈什么节律？

心率 72 次/分，每个 QRS 波前有心房电活动，但 P 波形态不正常。正常的窦性 P 波在 I、II 导联绝大多数是直立的，在 V_1 导联是倒置或双向的。窦房结的解剖部位决定了 P 波形态，窦房结位于右心房上方，右心房的激动向下、向左侧除极，在相应的下壁、侧壁导联便产生正向 P 波。相反，本患者的 P 波在下壁导联呈窄的负向波，在 I 导联位于等电位线，在 V_1 导联呈现三相波。这些是非窦性 P 波，因此患者的心律属于异位房性心律。此外，QRS 波电轴正常，T 波广泛低平或倒置，QT 间期延长。在 V_2 导联可见 U 波。

房性心律失常多发生于严重 COPD 患者，反映了右心的负荷过重和右心房的扩大。症状不明显者，多不需要特殊治疗，以优化治疗基础的肺疾病为主。

病例 40　男性，63 岁，患有高血压，自摸桡动脉搏动时，发现"心脏漏搏"

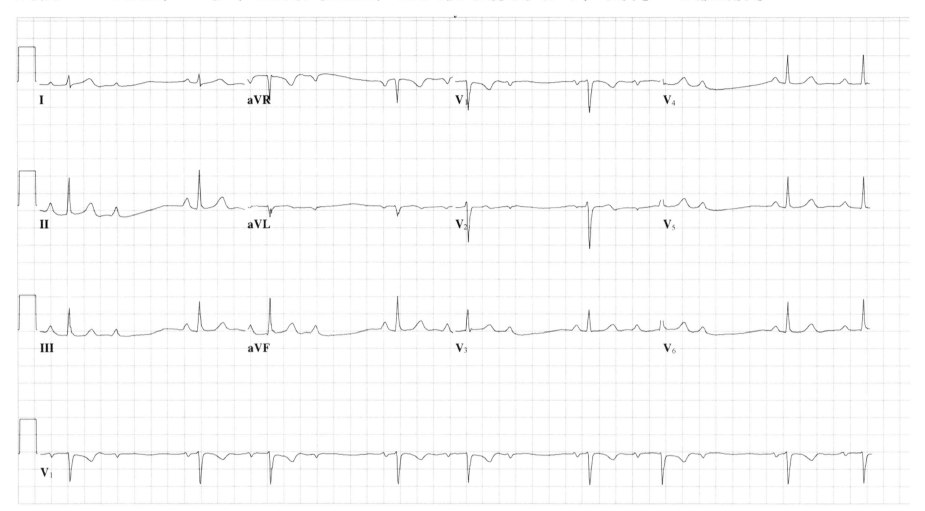

问   题

40-1　分析心电图，为什么心律？

答　案

40-1　分析心电图，为什么心律？

心电图表现为正常窦性心律，P波节律规整，频率75次/分。P波在下壁导联直立，V_1导联双相，证明激动起源于窦房结。每个QRS波群的前面都有P波，但不是每个P波后都有下传的QRS波，这表明存在房室传导阻滞。该心电图显示，2个传导的QRS波群对应的PR间期进行性延长，直至P波受阻不能下传心室。这可以确定是莫氏I型二度房室传导阻滞诊断，或者叫作文氏房室传导阻滞。心电图额面电轴正常，窄QRS波群，QT间期正常，无ST段或T波异常。

病例 41　男性，48 岁，呼吸困难，心尖部可闻及舒张期隆隆样杂音

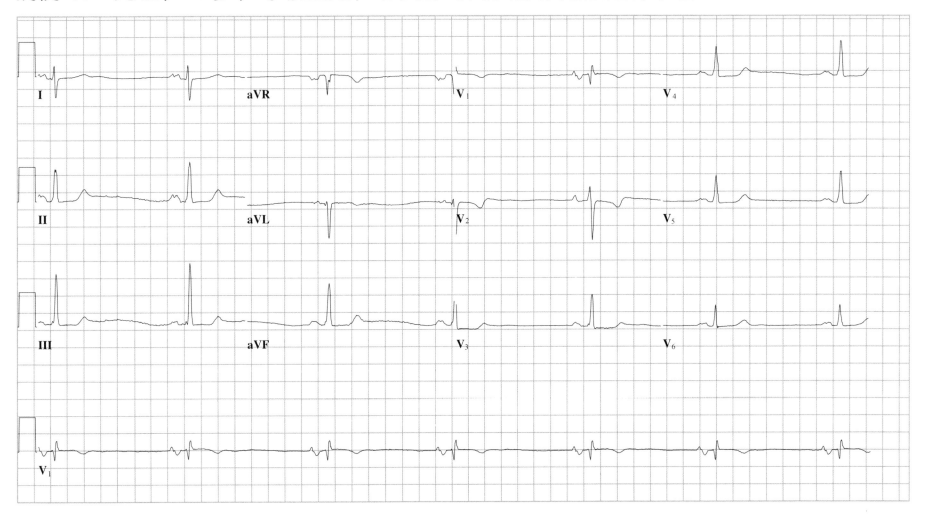

问　　题

41-1　心电图异常表现是什么？

41-2　超声心动图会有什么结果？

答　案

41-1　心电图异常表现是什么？

心电图表现为窦性心动过缓，心率 42 次/分。QRS 波电轴右偏（Ⅰ导联 QRS 波负向，Ⅱ和 aVF 导联 QRS 波正向）。QRS 波群窄，QT 间期和 PR 间期正常。此外，V_1 导联呈 qR 形，且 R 波振幅等于 q 波振幅，结合电轴右偏提示右心室肥厚。此外，Ⅱ导联 P 波宽大有切迹，时限超过 120ms，符合左心房扩大的表现。V_1、V_2 导联 T 波倒置，在 $V_1 \sim V_3$、aVL 和下壁肢体导联出现非特异性 ST 段改变。

41-2　超声心动图会有什么结果？

心电图所显示的右心室肥厚和左心房异常的组合提示二尖瓣狭窄。二尖瓣狭窄和阻塞导致左心房压力升高，随着狭窄的加重，这种压力的改变可以传导到肺循环，从而导致肺动脉高压、右心室肥厚。病史所描述的舒张期杂音也符合二尖瓣狭窄。超声心动图显示风湿性二尖瓣狭窄的特征包括二尖瓣叶瓣口开放受限、瓣口面积缩小呈"鱼嘴样"改变、瓣膜结构不同程度的钙化。

病例 42　男性，56 岁，肾衰竭终末期患者，错过一次透析后出现恶心

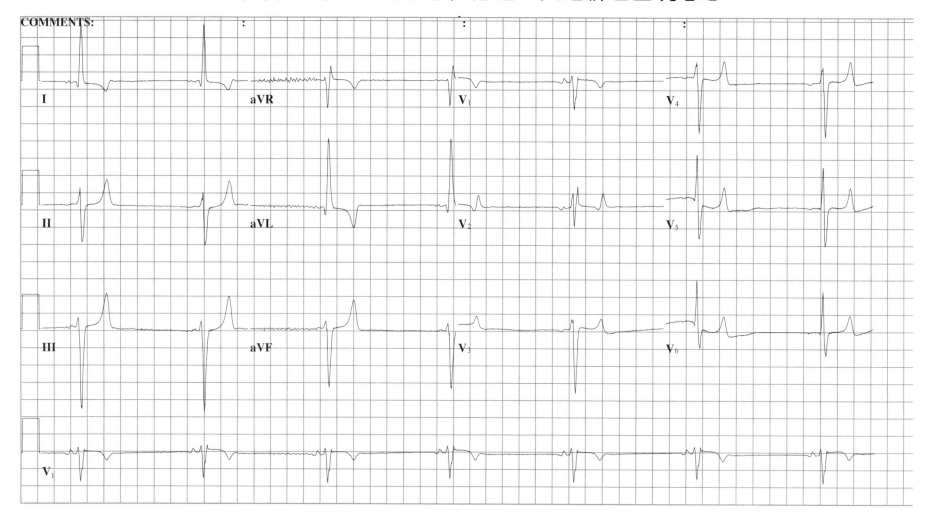

问　　题

42-1　心电图存在什么异常？

答案

42-1 心电图存在什么异常？

心电图示 42 次/分频率的心动过缓。每个 QRS 波前可见 P 波，但 P 波形态异常，Ⅰ导联 P 波双向，Ⅱ导联 P 波等电位，符合房性异位心律。鉴于心率，该节律最应该考虑为异位房性心动过缓。该 QRS 波群电轴左偏；Ⅱ、Ⅲ和 aVF 导联呈 rS 型；Ⅰ、aVL 导联呈 qR 型，符合左前分支阻滞。当存在左前分支阻滞时，左心室肥厚的诊断变得更加复杂，既要有电压的异常，又要有 ST 段异常的存在。在这个心电图中两者均具备，故符合左心室肥厚的诊断。此外，T 波高尖、基底部窄，符合高钾血症。Ⅱ、Ⅲ和 aVF 导联以及胸前导联异常 T 波最明显。当确定高钾血症时，评估 T 波的高度和 T 波形态都非常重要，高钾血症时 T 波尖而窄。

病例 43　男性，62 岁，胸痛

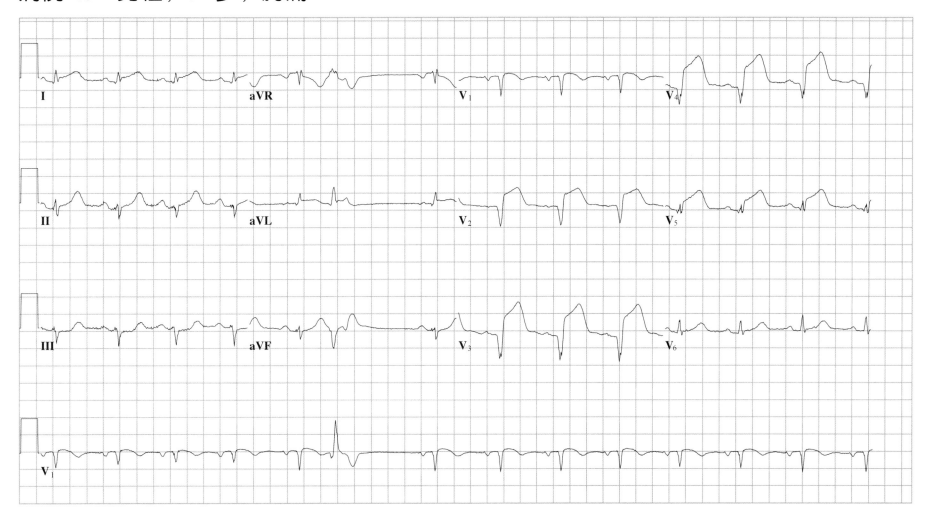

问　　题

43-1　分析心电图：病变累及哪支冠状动脉？

43-2　当再灌注治疗时，需要使用哪些药物？

答　案

43-1　分析心电图：病变累及哪支冠状动脉？

心电图表现为窦性心律，心率大约 90 次/分。第 6 个搏动是室性期前收缩，可看到隐藏在 ST 段中的逆行 P 波。该 QRS 电轴左偏。最引人注目的变化是 V_1、V_2 导联（间壁）以及 $V_3 \sim V_5$ 导联（局限前壁导联）可见病理性 Q 波和 ST 段抬高。I、aVL 导联（高侧壁）可见 ST 段抬高和尚未达到病理性 Q 波标准的细小 Q 波。如果 V_2、V_3 导联的 Q 波时限大于 20ms，或者所有其他导联的 Q 波时限超过 40ms 以及深度超过 0.1mV 时，均被称作病理性 Q 波[1]。因此，这个心电图提供了前间壁和侧壁导联 ST 段抬高型心肌梗死的证据。最可能是左前降支闭塞。

43-2　当再灌注治疗时，需要使用哪些药物？

尽快针对心肌梗死的药物治疗应包括阿司匹林抑制血小板活性，通常需即刻嚼服 300mg 阿司匹林，避免肝首过消除效应。同时需辅助氧气治疗。无低血压的患者，硝酸甘油和吗啡可以控制疼痛和减少心肌耗氧量。最后，应尽早行再灌注治疗，包括经皮冠状动脉介入术或静脉溶栓治疗。

[1]　Thygesen K，Alpert JS，Simoons ML，et al.　Third universal definition of myocardial infarction. J Am Coll Cardiol 2012；60：1581-1598.

病例 44 男性，62 岁，主诉心慌

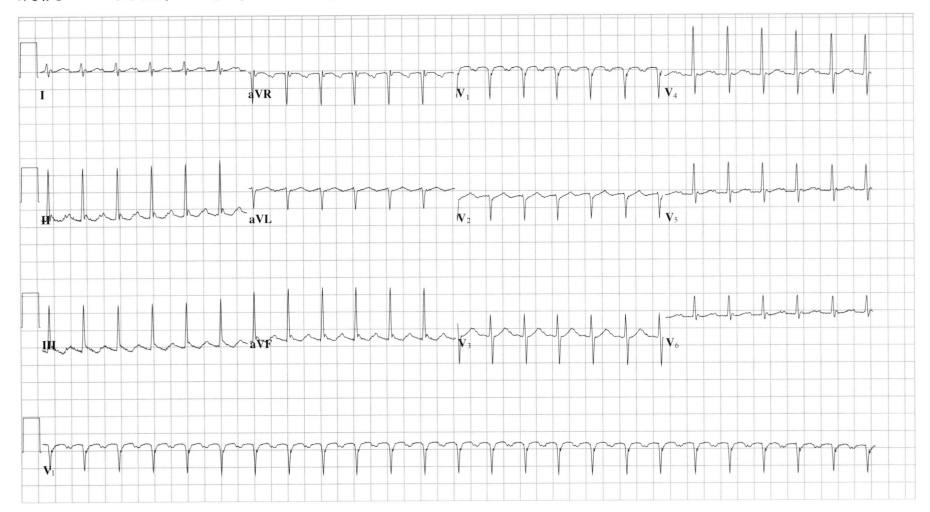

问 题

44-1 心电图表现为哪些心律失常？

44-2 建议的治疗策略有哪些？

答　案

44-1　心电图表现为哪些心律失常？

这是心室率达到 150 次/分的窄 QRS 波型心动过速。如下图所示，在下壁导联可见心房电活动波呈锯齿状形态。这提示房扑合并 2：1 房室传导阻滞，即意味着每隔一个扑动波下传至心室。潜在的心房率为 300 次/分，下传心室后的频率为 150 次/分。对于任何频率在 150 次/分、规则的室上性心动过速均应考虑房扑的可能。其他心电图表现包括心电轴正常，间期正常，无心脏肥大证据，V_1、V_2 导联无病理性 Q 波。

44-2　建议的治疗策略有哪些？

与房颤的治疗原则类似，控制房扑引起的快速性心室率，宜选用阻滞房室交界区传导的药物，如（非二氢吡啶类）钙通道阻滞剂、β 受体阻滞剂或洋地黄类药物。房扑患者控制心室率相比房颤患者常常更具有挑战性。血流动力学不稳定的患者，房扑应该进行紧急的直流电复律。典型房扑的机制是激动围绕包括峡部在内的三尖瓣环折返。在此解剖区域射频消融可以治愈房扑，并且是长期治疗措施的首选。

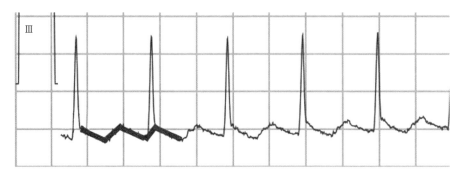

锯齿波用黑线标记。这些锯齿波是典型的心房扑动波

病例 45　女性，45 岁，淋巴瘤化疗后出现胸痛、咳嗽和低氧血症

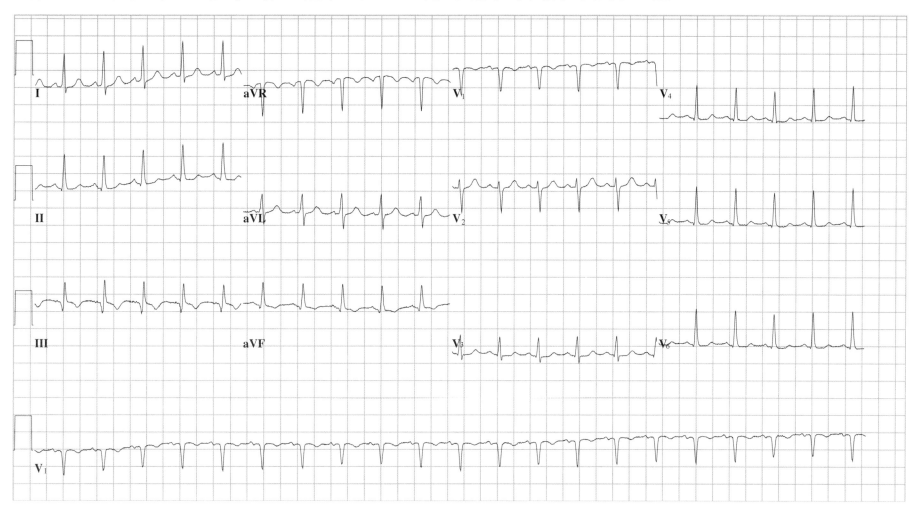

问　　题

45-1　心电图诊断是什么？

45-2　进一步的检查有哪些？

答　案

45-1　心电图诊断是什么？

节律是窦性心动过速，心率 126 次/分，QRS 波电轴正常。Ⅰ导联 S 波加深，Ⅲ导联出现 Q 波及 T 波倒置，"$S_Ⅰ Q_Ⅲ T_Ⅲ$"征与肺栓塞以及任何导致急性右心心肌劳损综合征相关。然而，"$S_Ⅰ Q_Ⅲ T_Ⅲ$"征并不常见，往往只表现为窦性心律或窦性心动过速。

45-2　进一步的检查有哪些？

结合临床病史和心电图检查诊断肺栓塞，活动的淋巴瘤病情也很凶险。凭经验应启动抗凝治疗。需完善 CT 肺血管造影或核素肺通气/灌注扫描以明确诊断。

病例 46　男性，33 岁，严重持续性下颌痛和呕吐 28h，有高胆固醇血症家族史

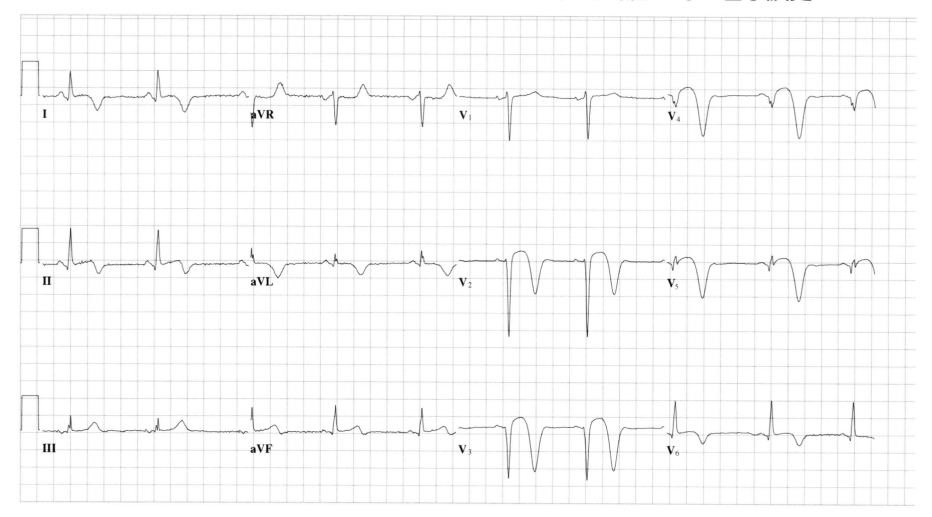

问　题

46-1　心电图诊断是什么？

46-2　下一步治疗方案是什么？

答　案

46-1　心电图诊断是什么?

心电图表现为窦性心动过缓，心率 60 次/分，QRS 波电轴正常。$V_2 \sim V_5$ 导联有明显 Q 波、ST 段抬高和深而倒置、对称的 T 波。Ⅰ、aVL、V_6 和Ⅱ导联只有 T 波倒置。病理性 Q 波和 T 波的深倒置表明随着时间的推移心肌梗死已经进展，因为 T 波的深倒置与 Q 波常出现在急性心肌梗死病程的晚期。这个心电图显示出急性心肌梗死的病程后期所呈现的典型结果和经典表现。

46-2　下一步治疗方案是什么?

尽管是梗死后期表现，这名患者仍有持续的 ST 段抬高和缺血症状。发病超过 12h 的患者，如果有持续缺血症状、血流动力学不稳定或恶性心律失常，仍建议血运重建治疗。就像本例就诊晚的患者，梗死相关动脉内的血管成形术和支架置入术优于溶栓治疗。

病例 47　男性，46 岁，胸部疼痛、鼻漏

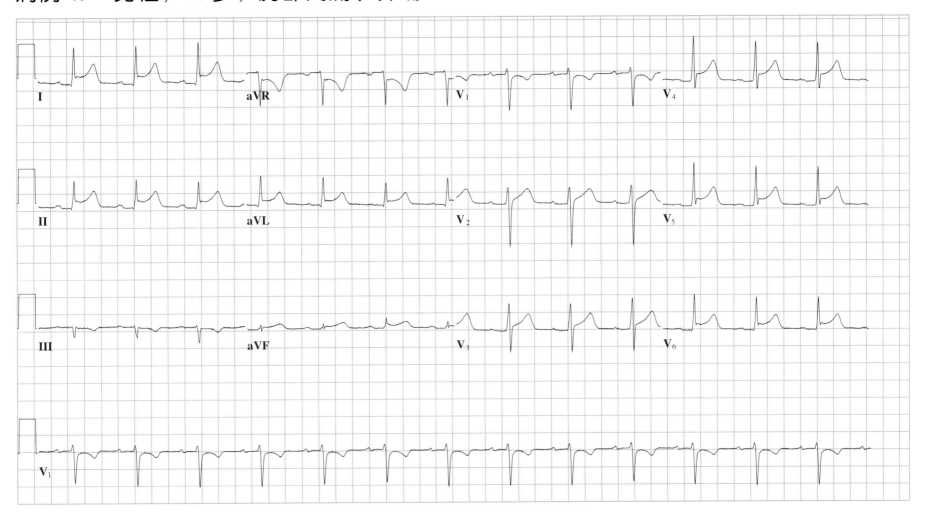

问　　题

47-1　分析心电图。

47-2　患者还可能描述的病史是什么？

答　案

47-1　分析心电图。

该图显示：窦性心律，心率 75 次/分。PR 间期延长到 200ms，接近一度房室传导阻滞诊断标准。QRS 波电轴和间期正常。Ⅰ、aVL、Ⅱ、aVF、V₂~V₆ 导联可见 ST 段弓背向下型抬高。无 Q 波出现。此外，在 Ⅰ、Ⅱ 导联可见轻微的 PR 段压低。ST 段抬高的鉴别诊断包括：急性心肌梗死、心包炎和左室壁瘤。在这个病例中，ST 段弓背向下，PR 段压低，无 Q 波，在不止一支冠状动脉供应区域出现弥漫性的 ST 段抬高提示心包炎可能。

47-2　患者还可能描述的病史是什么？

心包炎患者会抱怨胸部疼痛，通常被描述为尖锐性或胸膜性疼痛。可放射到斜方肌。坐起来及身体前倾疼痛可减轻，常因身体后仰而加重。

病例 48 78 岁男性，静息状态下出现胸骨后疼痛

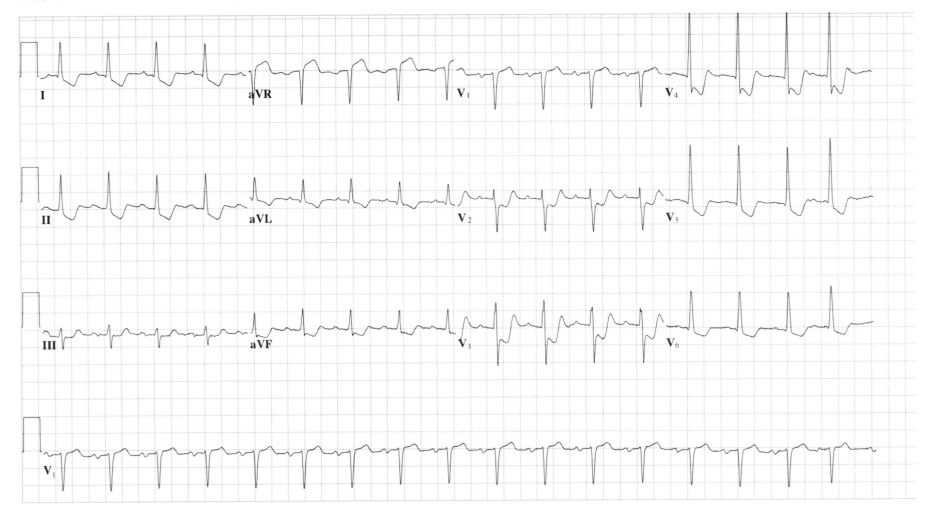

问   题

48-1 心电图有什么异常?

答　案

48-1　心电图有什么异常?

心电图显示窦性心动过速,心率略高于 100 次/分。仔细观察心电图,第 17 个 QRS 波群和它的相关联的 P 波表示一个房性期前收缩。电轴与间期正常。$V_2 \sim V_4$ 前壁导联出现明显 ST 段压低,侧壁 I、V_5 和 V_6 导联以及下壁 II 及 aVF 导联出现轻度 ST 段异常。没有病理性 Q 波,ST 段压低符合心内膜下心肌缺血。心内膜下缺血的原因包括原发的急性冠状动脉综合征、导致心肌供氧全面减少的临床综合征(如主动脉瓣狭窄或严重贫血)和增加心肌耗氧量的情况(如严重的败血症或高排血量型心力衰竭)。该患者的冠状动脉造影显示严重的 3 支病变,左前降支、左回旋支和右冠状动脉病变的狭窄程度均大于 90%。患者随后接受了冠状动脉旁路移植术。当观察一个患者心肌梗死心电图时,值得注意的是,不同于 ST 段升高可以提示所累及的冠状动脉,ST 段压低的区域不能用于定位某个特定的冠状动脉病变引起的缺血。

病例 49　女性，83 岁，有严重慢性阻塞性肺疾病，因社区获得性肺炎入院

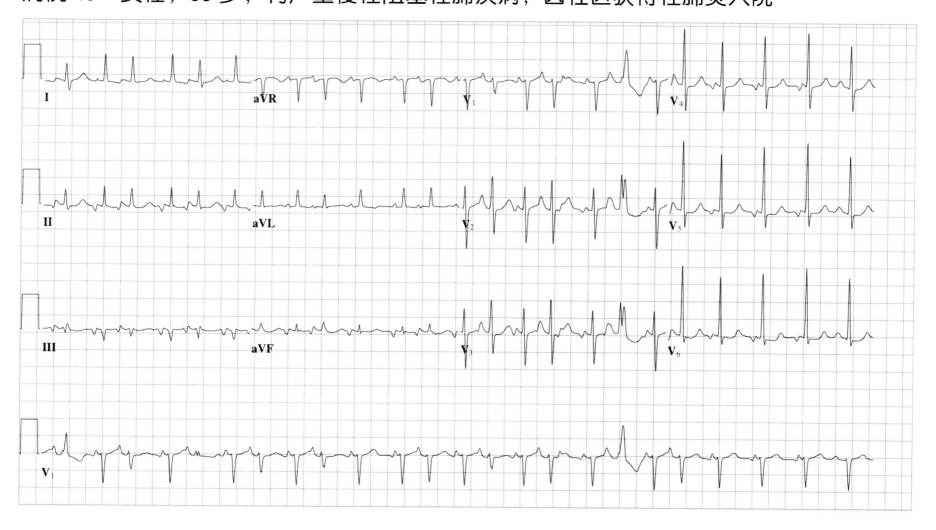

问　　　题

49-1　分析心电图：什么心律？

49-2　为什么第 18 个 QRS 波群比其他 QRS 波群更宽？

49-3　该心律失常发生的危险因素有哪些？如何控制？

答　案

49-1　分析心电图：什么心律？

心率较快，除了第 18 个 QRS 波群外，其余均为窄 QRS 波群。平均心室率可以通过计数 10s 跨度心电图中 24 个 QRS 波群来估算，心室率为 24 乘以 6，达到 144 次/分。RR 间期不规则，并且这种不规则缺乏规律性。因此，这是一个"绝对不规则"的窄 QRS 波形心动过速，说明这种心律失常要么是房颤，要么是多源性房性心动过速。该患者的每个 QRS 波之前均可见明显的 P 波；然而，P 波形态各异。V_1 导联心电图的 P 波至少有三种不同的形态：第 1 种 P 波即"P_1"高尖，与此相关的 PR 间期稍延长（接近 120ms），见于第 1、3、5、7、9、12 和第 14 个 QRS 波群前。所述第 2 种 P 波"P_2"具有微小的初始负向波，然后是一个较小的正向波和较短的 PR 间期（大约 100ms），见于第 2、4、6、8、10、11 和第 13 个 QRS 波群前。心电图中最后一个 QRS 波群之前可看到第 3 种形态的 P 波（P_3 波），P 波形态为平坦的正向波伴约 160ms 更长的 PR 间期。因此，最可能的诊断是多源性房性心动过速（MAT）。第 16 个 QRS 波群的 ST 段中有一个 P 波未下传，或 P 波下传阻滞。除此以外，电轴正常，也没有缺血和肥大的证据。

49-2　为什么第 18 个 QRS 波群比其他 QRS 波群更宽？

这个表现继发于阿什曼现象，有时与不规则的窄 QRS 波心动过速有关。阿什曼现象发生于长 RR 间期之后跟着短 RR 间期时，如同本例患者，在第 16 和 17 个 QRS 波之间的 RR 间期为 500ms，第 17 和 18 个 QRS 波之间的 RR 间期为 340ms。RR 间期越长，则不应期越长。当短 RR 间期突然跟随一个长 RR 间期出现，其后若有一适时并提早出现的室上性搏动，将容易发生时相性的室内差异性传导（本例为右束支传导阻滞）。第 1 和第 5 个 QRS 波群表现出不完全性右束支传导阻滞，也符合阿什曼现象。

49-3　该心律失常发生的危险因素有哪些？如何控制？

MAT 是患有基础肺病患者常见的心律失常。它与慢性阻塞性肺疾病、哮喘、肺炎、肺栓塞、低钾血症、低镁血症相关。MAT 的主要治疗措施是治疗病因。宜选择房室结的阻滞剂，包括钙通道阻滞剂、β 受体阻滞剂。积极补充钙、钾、镁等电解质。

病例 50　女性，48 岁，因恶心、出汗、上腹部不适就诊，有糖尿病病史和吸烟史

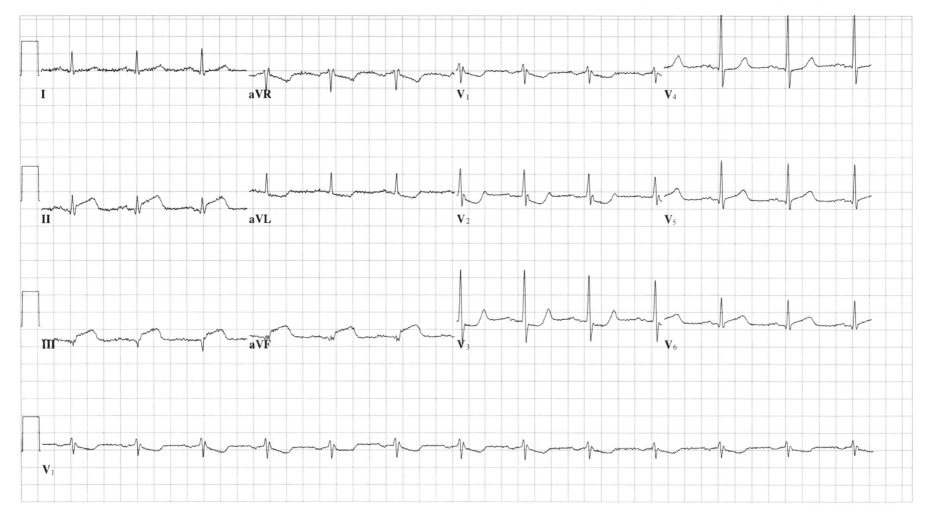

问　　题

50-1　患者的诊断是什么？

50-2　引起症状的受累冠状动脉是哪支？

答　案

50-1　患者的诊断是什么？

窦性心律，心率 75 次/分。电轴不偏。QRS 波群窄，V₁ 导联呈 RSR′型，考虑有不完全性右束支传导阻滞，有时也称为右心室传导延迟。下壁Ⅱ、Ⅲ 和 aVF 导联 ST 段抬高和小 Q 波，V₅、V₆ 导联有轻微的 ST 段抬高。aVL 导联 ST 段压低 0.5mm，V₂、V₃ 导联 ST 段也有压低。下壁梗死的背景下，前壁 ST 段压低通常指后壁心肌梗死，也就是说，后壁 ST 段抬高的心肌梗死通常在胸前导联上表现为 ST 段压低。因此，总的诊断为下壁、侧壁和后壁心肌缺血合并下壁心肌梗死。

50-2　引起症状的受累冠状动脉是哪支？

下壁心肌梗死通常是由于右冠状动脉闭塞引起的，较少由于左优势型的左回旋支动脉阻塞导致。在该患者，Ⅱ 导联（朝向左侧）ST 段抬高幅度比Ⅲ导联（朝向右侧）更明显，胸前侧壁导联 ST 段也抬高，提示梗死相关动脉是左回旋支。冠状动脉造影证实，大的优势型的左回旋支中段闭塞，随后成功地置入支架。

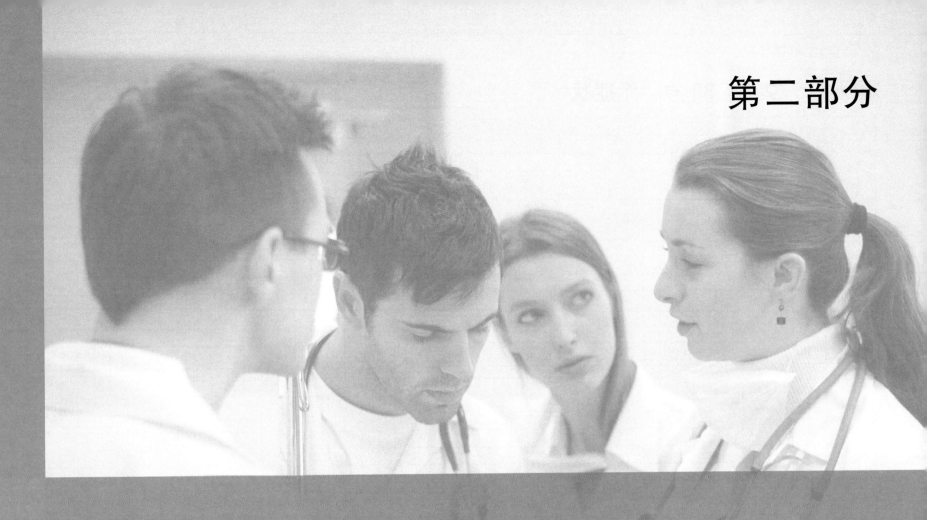

第二部分

难度级别 2

病例51　女性，30岁，无症状

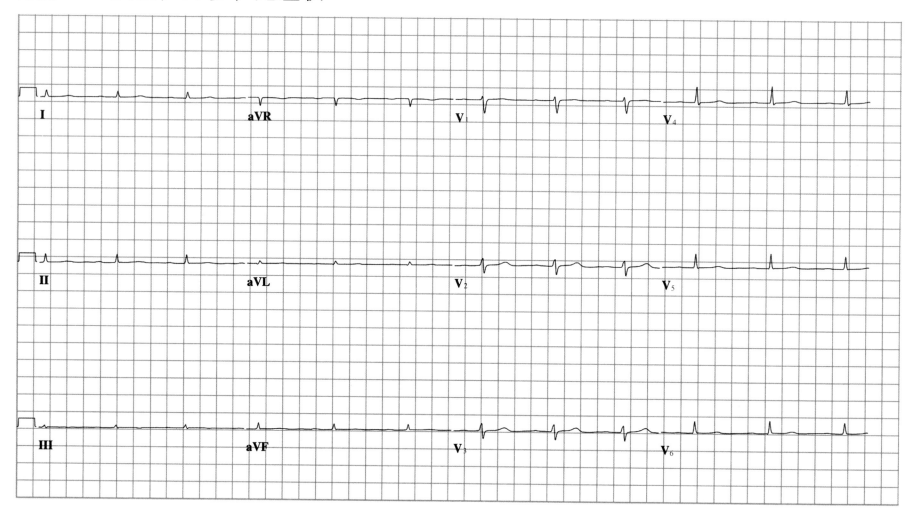

问　题

51-1　心电图显示什么？

答　案

51-1　心电图显示什么?

　　心率略低于 75 次/分;P 波难以辨认,但在 V_3、Ⅰ、Ⅱ导联可见;PR 间期稍长于 200ms。因此,本例是窦性心律伴一度房室传导阻滞。心电图间期和 QRS 波额面电轴均正常。乍一看,此图似乎是低电压。然而,在建立诊断之前应仔细查看标准电压设置。标准 12 导联心电图电压设置为:1 个小方格纵向幅度相当于 0.1mV,即 1 个矩形大格相当于 1mV。如右上图所示,标准的矩形高度包含 10 个小方格。当心电图以"半标准"电压记录,1 个小格子相当于 0.2mV,即标准化的矩形是 5 个小格子的高度。当心电图以"1/4 标准"电压记录时,1 个小格子相当于 0.4mV,即标准化的矩形是 2.5 个小格子的高度,如右下图所示。所以,这幅心电图并不是低电压,而是在"1/4 标准"电压标准下记录的心电图(译者注:原文中是"半电压标准")。此病例说明在心电图分析中包括记录质量和记录标准化在内的系统评估的重要性。

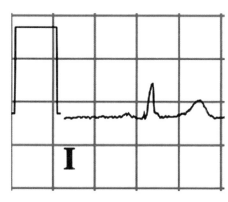

正常电压标准

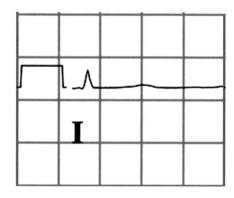

1/4 电压标准 (译者注:原文中是"半电压标准")

病例 52　女性，53 岁，长期二尖瓣脱垂

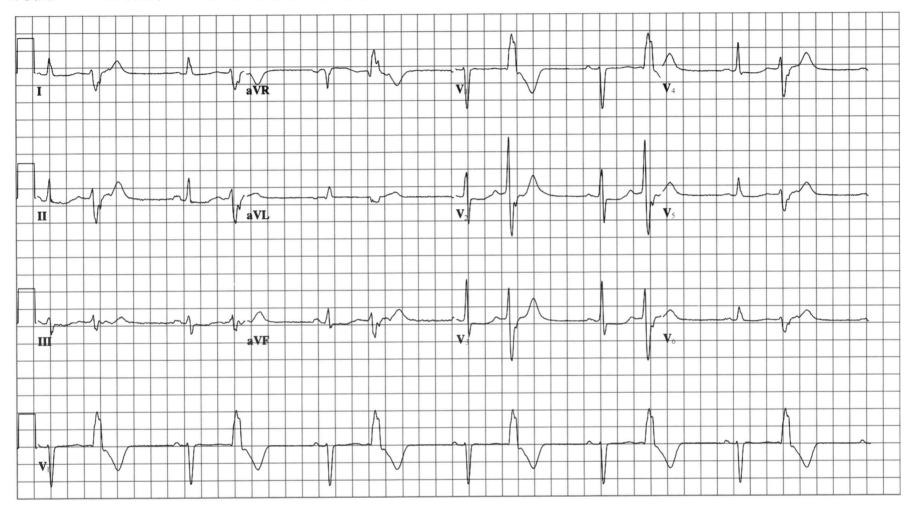

问　　题

52-1　心电图有何异常？

52-2　这种异常如何影响二尖瓣脱垂杂音的性质？

答　案

52-1　心电图有何异常？

窦性心律伴频发室性早搏，呈室性早搏与窦性节律交替出现的二联律模式。电轴正常。胸前导联 QRS 波移行较早，V_2 导联 R 波＞S 波；正常情况下，S 波与 R 波的移行出现在胸前导联的 V_4（V_3）导联。$V_3 \sim V_6$ 导联有非特异性 ST-T 改变。

52-2　二尖瓣脱垂是如何影响杂音性质的？

二尖瓣脱垂典型听诊发现包括收缩中期喀喇音和强度均匀的收缩晚期杂音，后者持续到第二心音（S_2）。这是由于黏液变性的二尖瓣脱垂引起的，就像风中的降落伞。增大左心室内腔的方法可以扩张牵拉二尖瓣环，导致脱垂的组织量（瓣膜）减少（就像降落伞被拉紧）。而减小左心室内腔的方法则产生相反的作用，导致脱垂的组织量增加。左心室腔缩小可使脱垂发生在收缩早期，产生的喀喇音接近 S_1，且杂音增强；左心室腔扩大则出现相反的效应。如本病例图所示，较短的 RR 间期，例如窦性心律的 R 波和室性早搏的 R 波之间的间期，会导致左心室充盈减少，二尖瓣脱垂导致的喀喇音将出现在收缩早期。反之，室性早搏后较长的 RR 间期会增加左心室充盈，使喀喇音出现在收缩晚期。

病例 53　89 岁的高血压男性，常规随访检查

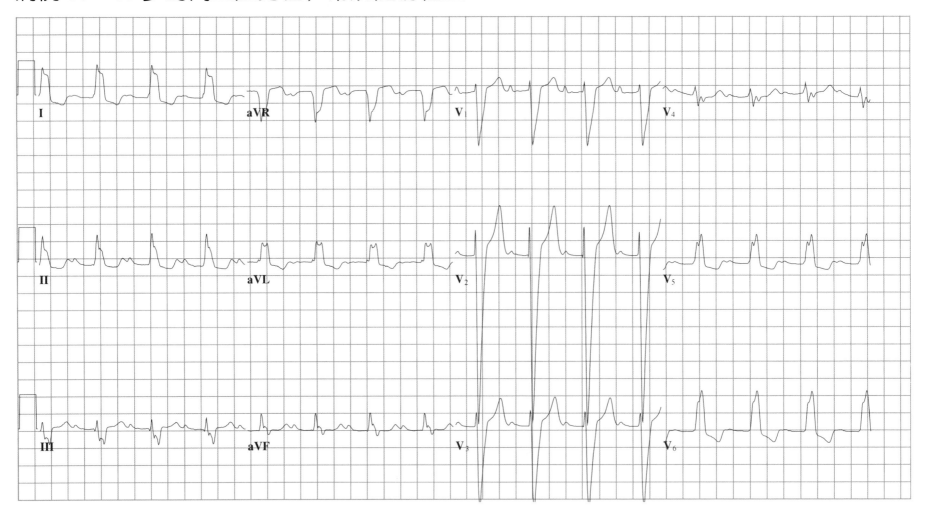

问　　题

53-1　心电图显示什么？

答　案

53-1　心电图显示什么？

　　窦性心律，心率略低于 100 次/分，QRS 波电轴正常，PR 间期延长，>200ms，符合房室传导延迟/一度房室传导阻滞。QRS 波群增宽（超过 120ms），V_1 导联宽 S 波，Ⅰ、aVL 和 V_6 导联宽 R 波上有切迹，可诊断为左束支传导阻滞。$V_1 \sim V_3$ 导联 ST 段抬高，此为左束支传导阻滞的正常改变。同样，V_5、V_6、Ⅰ 和 aVL 导联 ST 段压低及 T 波倒置，也是左束支传导阻滞的正常表现。总之，左束支传导阻滞时 ST 段、T 波改变的方向与 QRS 主波方向相反。

病例 54　68 岁患者，甲状腺切除术后肌肉抽搐，体检发现有 Chvostek 征和 Trousseau 征

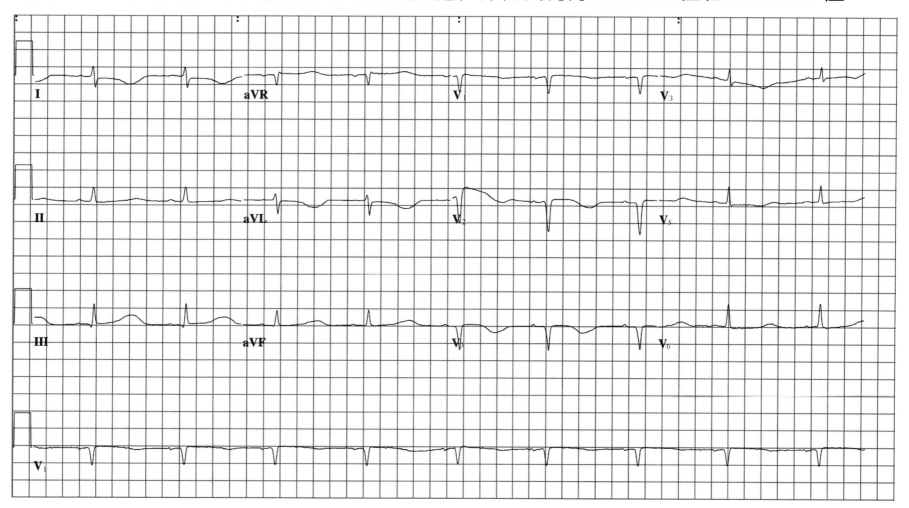

54-1　分析心电图。

54-2　最有可能是什么电解质紊乱，该诊断典型的心电图表现是什么？

答　案

54-1　分析心电图。

心动过缓，心率 54 次/分。可见规律出现的正常窦性 P 波伴随窄的 QRS 波群。电轴正常。QT 间期显著延长，超过 600ms，ST 段位于等电位线并延长（V₆ 导联最清晰），Ⅰ、aVL 以及 V₁～V₅ 导联 T 波倒置。V₁～V₃ 导联有 Q 波，符合前间壁心肌梗死，发生日期不详。

54-2　最有可能是什么电解质紊乱，该诊断典型的心电图表现是什么？

临床病史再加上心电图长 QT 间期和等电位线延长的 ST 段符合典型低钙血症。如治疗不及时，低钙血症可进展为搐搦症和心血管系统衰竭。长 QT 间期和窦性心动过缓可使该患者发生尖端扭转型室性心动过速。

病例 55　67 岁吸烟患者，胆囊切除术后 2 天出现胸痛、心悸

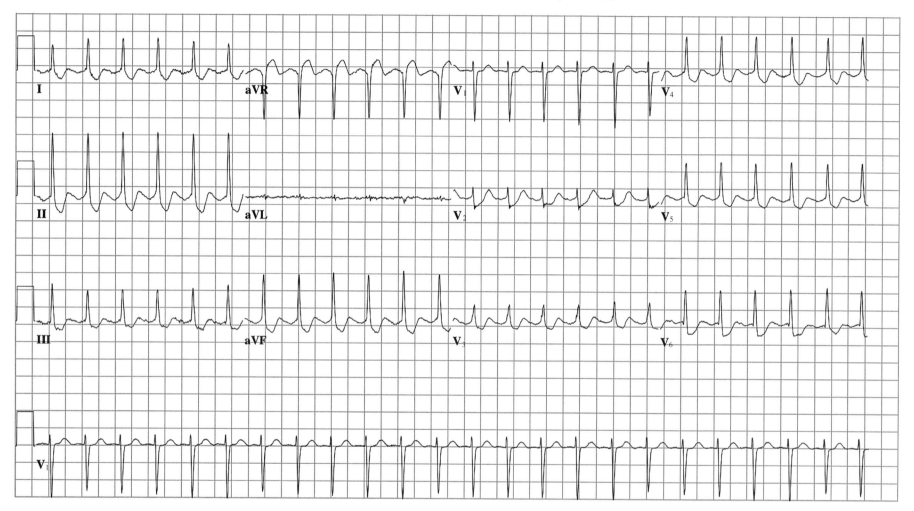

问　　题

55-1　分析心电图。

55-2　下一步如何处理？

答　案

55-1　分析心电图。

这是一例节律规整的窄 QRS 波心动过速，心率大约 150 次/分。看不清楚心房波（电活动），因此应该归于室上性心动过速（SVT）诊断。鉴别诊断包括窦性心动过速、房性心动过速、房室结折返性心动过速、房扑。迷走神经刺激或注射腺苷具有诊断和治疗双重作用。QRS 波电轴正常。无心脏肥大表现。几乎在所有导联均可见显著的 ST 段水平、下斜型压低，aVR 导联 ST 段抬高。

55-2　下一步如何处理？

患者心电图显示 SVT 以及明显的缺血。首先应通过控制心率降低心肌耗氧量。全导联的 ST 段压低伴 aVR 导联 ST 段抬高，提示可能存在危险的冠状动脉左主干狭窄或严重的三支病变。该患者随后行心导管检查，冠状动脉造影显示冠状动脉左主干 95% 狭窄，后行冠状动脉旁路移植术。

病例 56　18 岁女性患者，在儿童时诊断为"癫痫"，用苯妥英钠后无发作

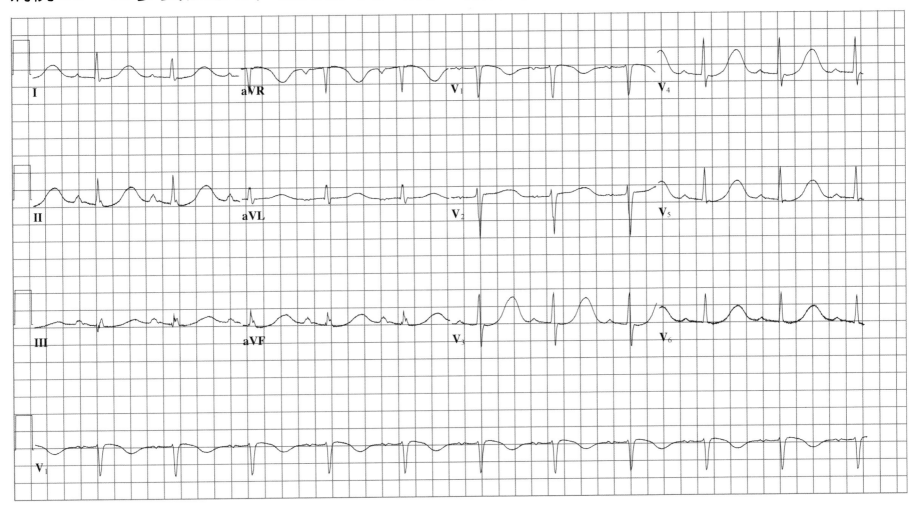

问 题

56-1 分析心电图，主要的异常是什么？

56-2 你是否同意癫痫发作的诊断？

56-3 为何服用苯妥英钠后一直无癫痫发作？

答　案

56-1　分析心电图，主要的异常是什么？

心率 66 次/分，窦性心律伴一度房室传导阻滞。QRS 波电轴正常。无心脏肥大以及缺血表现。最突出的表现是明显延长的 QT 间期和基底部增宽的 T 波。

56-2　你是否同意癫痫发作的诊断？

貌似健康的青年人，在未服药、电解质正常情况下出现心电图 QT 间期延长，应考虑诊断家族性长 QT 综合征。有长 QT 综合征出现类似癫痫发作的病例报道，而事实上，这种发作是继发于心律失常性晕厥。

56-3　为何服用苯妥英钠后一直无癫痫发作？

苯妥英钠属于 I B 类抗心律失常药，已经证实在这种情况下可抑制心律失常。之所以很少应用于抗心律失常治疗是因为有其他更好的药物选择。β 受体阻滞剂和埋藏式心脏复律除颤器（ICD）是治疗长 QT 综合征更有效的方法[1]。

[1]　Roden DM. Long-QT syndrome. N Engl J Med 2008；358；169-176.

病例 57　男性，45 岁，呼吸困难

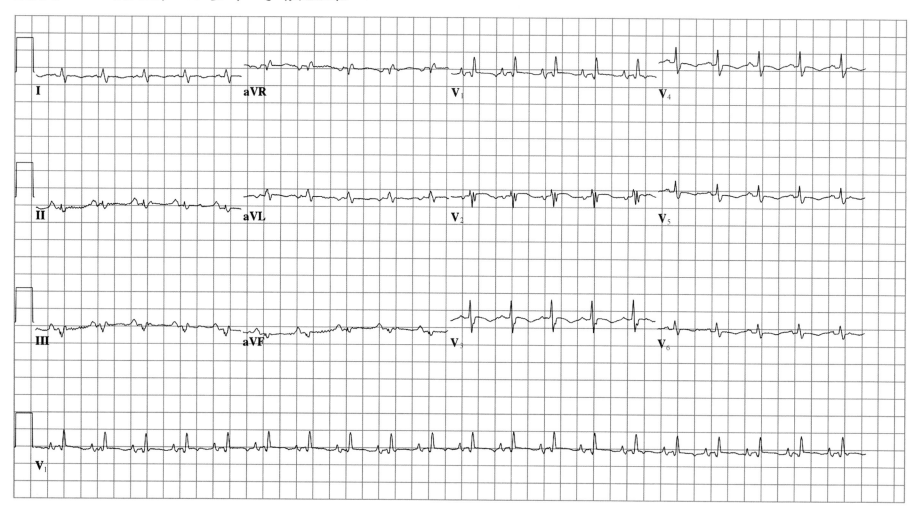

问　　题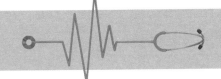

57-1　心电图有什么发现？

57-2　心电图低电压诊断标准是什么？鉴别诊断是什么？

答 案

57-1 心电图有什么发现？

心电图显示窦性心动过速，心率 120 次/分。电轴不确定。QT 间期延长。QRS 波群呈右束支传导阻滞波形，QRS 波时限小于 120ms，为不完全性右束支传导阻滞。肢体导联和胸前导联均为低电压。胸前导联 T 波倒置，最好描述为非特异性 T 波异常。

57-2 心电图低电压诊断标准是什么？鉴别诊断是什么？

低电压的诊断标准包括 QRS 波总的振幅在所有肢体导联均小于 0.5mV，在所有胸前导联均小于 1.0mV。鉴别诊断包括任何阻止电流从心脏传导系统传导到体表的心电图电极之间的因素。因此，由外向内鉴别包括电极片粘贴不良、皮下水肿和全身性水肿、肥胖、胸腔积液或气胸、心包积液、肺膨胀过度（如肺气肿）、心肌损伤和水肿或心肌细胞本身的浸润性疾病（如淀粉样变性和血色素沉着症等）。该患者是心脏移植后急性排斥反应引起的严重心肌水肿。

病例 58　女性，74 岁，表现为呼吸困难、咯血、心悸和杂音。既往有长期风湿热病史

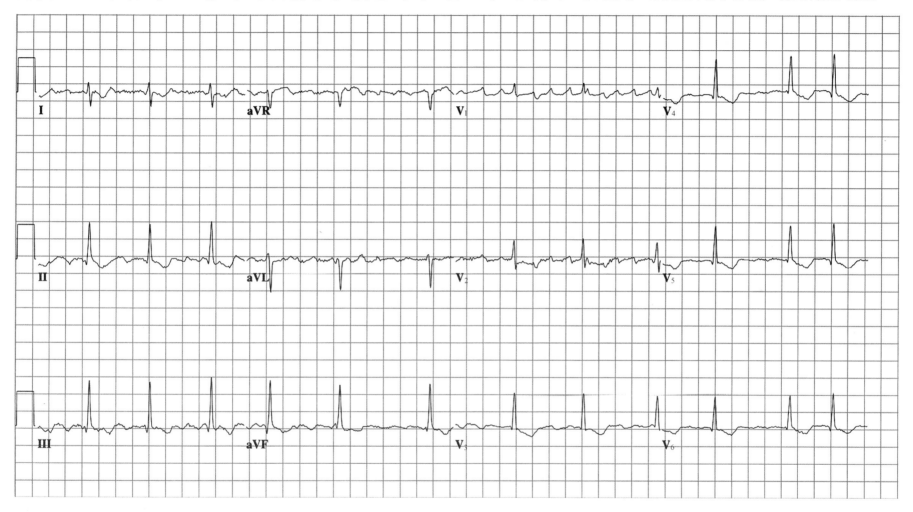

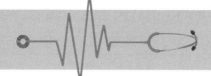

问　　题

58-1　分析心电图。

58-2　最可能的诊断是什么？

58-3　心脏听诊可听到什么杂音？

答　案

58-1　分析心电图。

心率 72 次/分。心房活动不规律，节律绝对不规则，最符合粗颤型房颤。然而，也许有人会基于 V_1 导联上的"扑动波"诊断为房扑，但在下壁导联没有典型的锯齿状扑动波。RR 间期绝对不等，节律不规则进一步支持粗颤型房颤的诊断。电轴右偏。V_1 导联 R 波高大，提示右心室肥大，最后，ST 段弥漫性下斜型压低伴 T 波倒置。ST-T 的形态特征可以描述为"下垂型"或"勺型"（即"鱼钩样改变"，译者注），这与心肌缺血的 ST-T 改变不同。此图 ST 段和 T 波异常与地高辛效应一致。

58-2　最可能的诊断是什么？

有风湿热病史的患者出现房颤和右心室肥大，提示为二尖瓣狭窄。

58-3　心脏听诊可听到什么杂音？

二尖瓣狭窄体格检查典型表现是：由于心室收缩时左心房和左心室压力阶差增大导致第一心音增强，舒张早期的开瓣音以及舒张期隆隆样杂音。二尖瓣狭窄杂音最容易的听诊体位是患者取左侧卧位，用听诊器的钟型体件置于心脏搏动最明显的位置听诊。

病例 59　男性，70 岁，主诉心悸、头晕，有陈旧性心肌梗死、心脏收缩功能障碍史

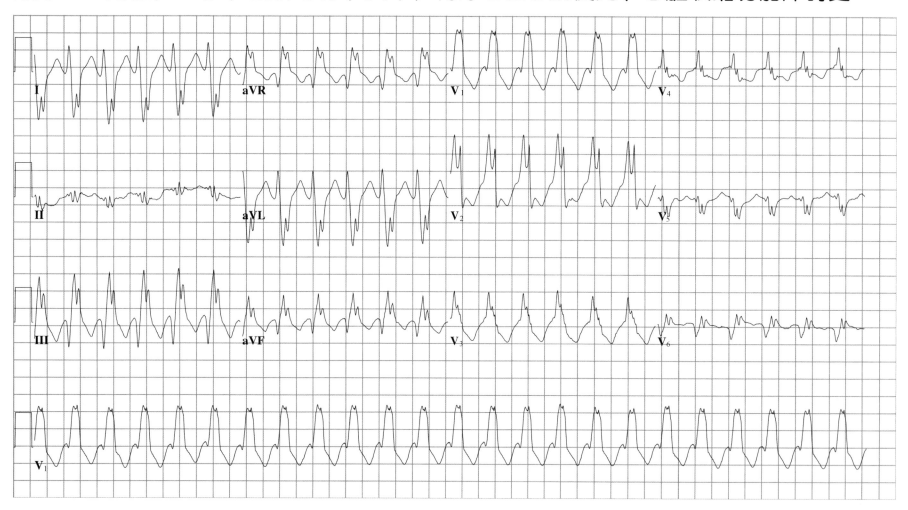

问　　题

59-1　分析心电图，诊断是什么？

答　案

59-1　分析心电图，诊断是什么？

此图为宽 QRS 波心动过速，心率 140 次/分。波形宽大畸形，既非典型的右束支传导阻滞也非左束支传导阻滞。因为 V_1 导联主波向上，此心动过速属于"右束支传导阻滞型"。鉴别诊断包括室性心动过速、室上性心动过速伴差异性传导。本图更倾向于室性心动过速诊断而非室上性心动过速，依据包括既往有心脏病史，极宽的 QRS 波群（特别定义为：当存在右束支传导阻滞图形时，QRS 波群时限＞140ms；当存在左束支传导阻滞图形时，QRS 波群时限＞160ms），与基础心电图相比额面电轴发生变化，房室分离。本图为室性心动过速。这是一例单形性室性心动过速：所有的 QRS 波群具有相似的形状，相比之下多形性室性心动过速的 QRS 波形态是多变的。

有几种室性心动过速和室上性心动过速的鉴别诊断标准，包括 Brugada 标准[1-2] 和 Vereckei 标准[3]。

［1］　Brugada P，Brugada J，Mont L，et al. A new approach to the differential diagnosis of a regular tachycardia with a wide QRS complex. Circulation 1991；83；1649-1659.

［2］　Pava LF，Perafan P，Badiel M，et al. R-wave peak time at DII：a new criterion for differentiating between wide complex QRS tachycardias. Heart Rhythm 2010；7；922-926.

［3］　Vereckei A，Duray G，Szenasi G，et al. Application of a new algorithm in the differential diagnosis of wide QRS complex tachycardia. Eur Heart J 2007；28；589-600.

病例 60　男性，56 岁，因严重左肩臂痛就诊于社区医院，该社区医院无导管室

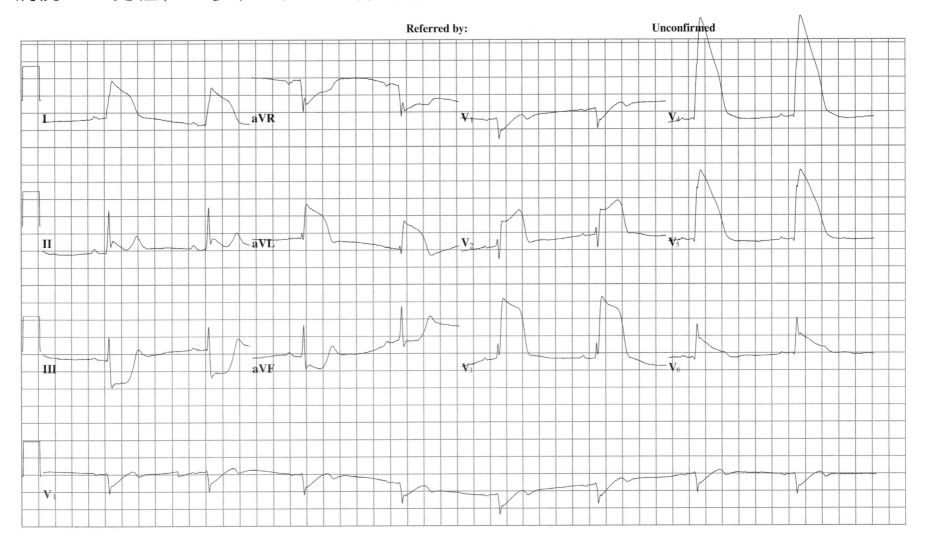

问　　题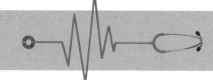

60-1　诊断是什么？

60-2　如何处理？

答　案

60-1　诊断是什么？

尽管存在明显的异常，但系统地分析这份图是十分重要的，以避免忽略一些重要问题。窦性心动过缓，心率 50 次/分，心电轴和间期正常。Ⅰ、aVL、V₂~V₆ 导联 ST 段显著抬高，Ⅲ、aVF 导联出现对应性 ST 段压低，提示前侧壁急性心肌缺血，最有可能是冠状动脉左前降支闭塞。此图显示，在一些急性 ST 段抬高型心肌梗死时可见到 ST 段、QRS 波群呈"墓碑"样改变。

60-2　如何处理？

应进行紧急冠状动脉血运重建。在没有导管室的情况下，可以选择转移患者到有条件的医院行心导管检查和经皮冠状动脉介入术（PCI），或者采用静脉溶栓治疗。再灌注的预期时间是决策溶栓或行 PCI 治疗的影响因素。如果选择药物溶栓作为再灌注策略，要求是在患者到达医院 30min 内得到治疗，即"门-针时间"为 30min 或更短。如果选择 PCI 作为再灌注策略，从患者到达到动脉开通时间，或"门-球时间"应为 90min 或更短。如果"门-球时间"减去"门-针时间"小于 1h，可以选择转移到可行 PCI 的医疗中心。影响此患者再灌注策略的另一个重要因素是溶栓治疗禁忌证。药物溶栓的禁忌证包括近期手术、颅内出血、血小板减少症、近期脑卒中史、未控制的高血压或难以压迫止血位置的动脉穿刺。如存在上述因素，则选择转送进行 PCI[1]。

---

[1]　Antman EM，Anbe DT，Armstrong PW，et al. ACC/AHA guidelines for the management of patients with ST-segment myocardial infarction-executive summary. Circulation 2004；110：588-636.

病例 61　男性，23 岁，毫无征兆地出现"颈部冲击感"，大约每月一次

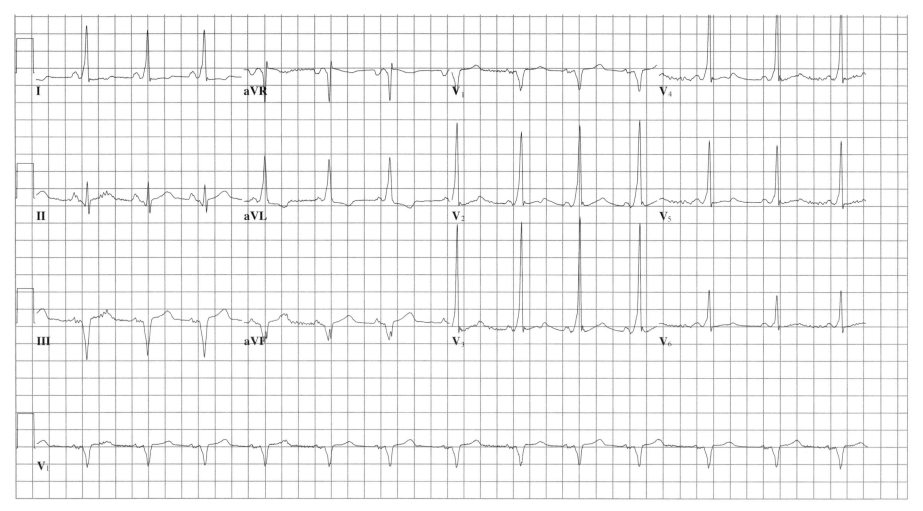

问　　题

61-1　分析心电图。

61-2　下一步方案是什么？

答　案

61-1　分析心电图。

窦性心律，心率 80 次/分。电轴正常。PR 间期缩短，小于 120ms，QRS 波群增宽、升支粗钝，即所谓的 δ 波，如右图所示。胸前 V$_2$ 导联 R 波高大伴胸前导联移行提前。下壁导联可见 Q 波，Ⅰ 和 aVL 导联 T 波倒置。短 PR 间期结合 δ 波，临床资料提示间歇性阵发性室上性心动过速，诊断为预激（Wolff-Parkinson-White，WPW）综合征。预激综合征患者可能伴随 QRS 波群、ST 段和 T 波的改变，包括 Q 波和复极异常。本例 R 波移行提前和下壁的 Q 波是由预激的 δ 波引起的，并非缺血所致。

61-2　下一步方案是什么？

颈部的冲击感提示间歇性阵发性室上性心动过速，对该患者应进一步进行电生理检查。如果证实存在旁路，射频消融对绝大多数人来说都可以根治。

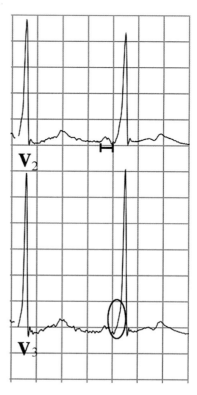

PR 间期＜120ms 的短 PR 间期伴 QRS 波升支粗钝，即所谓 δ 波，提示为 WPW 综合征的心电图

病例 62　21 岁，跑步运动员，赛前体检，因为心律不齐做心电图

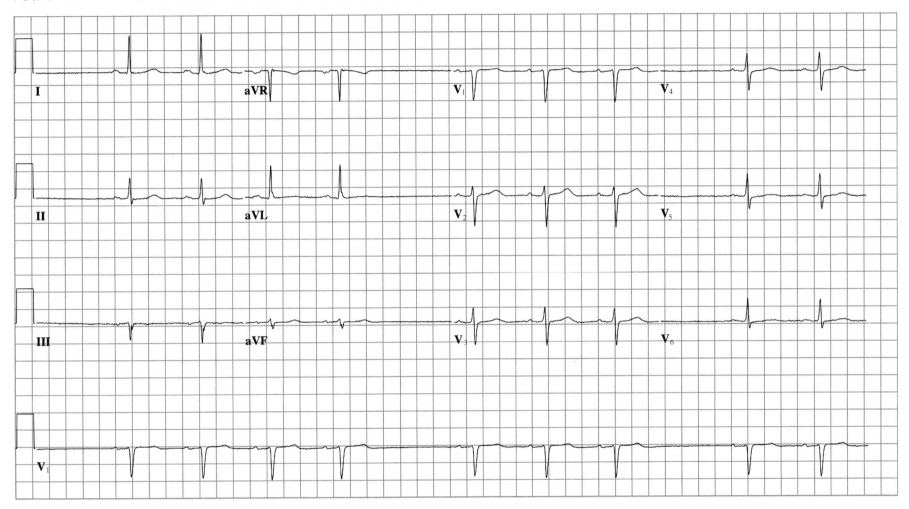

问　　题

62-1　解释这份心电图。

62-2　年轻运动员中还有哪些常见的心电图表现？

答　案

62-1　解释这份心电图。

虽然节律明显不规则，但每个 QRS 波前面都出现正常的 P 波，因此是窦性心律。无房室传导阻滞的证据。RR 间期的变化是周期性的，看似与呼吸相关，符合窦性心律不齐。窦性心律不齐常由迷走神经张力增高引起，常见于高强度运动员和年轻人。电轴和各间期正常，没有心脏肥大或缺血的证据。

62-2　年轻运动员中还有哪些常见的心电图表现？

运动员可以出现窦性心动过缓、房室交界区心律以及房室传导阻滞，尤其是在睡眠状态下。对于运动员来说，这些异常并不属于病理状态，而是反映了迷走神经张力增高。增加活动或者交感神经张力可以消除此类心律失常。

病例 63　女性，47 岁，因心悸到急诊科就诊，图 1 为就诊后第一份心电图，图 2 为颈动脉窦按摩后的心电图

图 1：

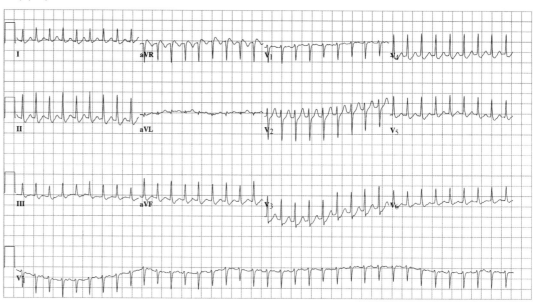

图 2：

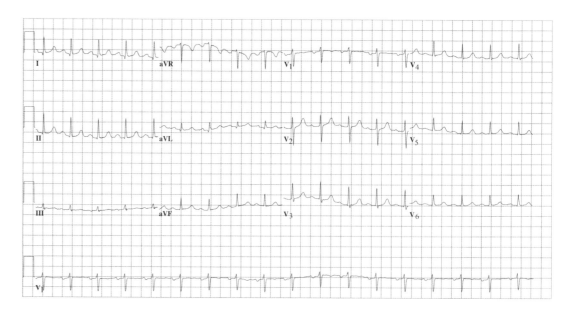

问   题

63-1   分析治疗前后两份心电图，诊断是什么？

63-2   描述颈动脉窦按摩的生理机制。

答 案

63-1 分析治疗前后两份心电图，诊断是什么？

第一份心电图显示窄 QRS 波群、规律的快速心律，10s 的图形中有 36 个 QRS 波，心率约 216 次/分。规律的窄 QRS 波心动过速的鉴别诊断包括窦性心动过速、房性心动过速、伴固定比例房室传导阻滞的房扑、房室结折返性心动过速和房室折返性心动过速及罕见的交界区心动过速。仔细地辨别心房活动有助于鉴别这些心律失常。乍看，图 1 中没有明显的 P 波，然而，在 Ⅱ、Ⅲ、aVF 导联 QRS 波群末端出现圆润的 "S 波"。比较治疗后窦性节律（图 2）相同导联的 QRS 波群发现，圆润的 "S 波" 消失，说明只在心动过速时出现，在下页放大的图中清晰显示出来。因此，此 "S 波" 是房室结折返性心动过速时由逆传至心房的激动产生的，或称为 "假 S 波"，符合房室结折返性心动过速（AVNRT）。其余图形显示基线干扰，心电轴正常，无心室肥大和缺血的证据。图 2 显示按摩颈动脉窦后，窦性心动过速，心率约 100 次/分。电轴和各间期均正常，无心脏肥大或缺血改变。基线有轻微的干扰。

63-2 描述颈动脉窦按摩的生理机制。

颈动脉窦包含压力感受器，通过调节交感神经和副交感神经而调节心率和血管张力。采用颈动脉窦按摩的原理是相对增加迷走神经张力，对心脏传导系统的影响包括降低窦房结兴奋性和延长房室结不应期。在 "房室结依赖" 的心律失常，包括房室结参与折返机制的心律失常，改变房室结传导性可终止心律失常，正如本例中所见到的。

答案（续）

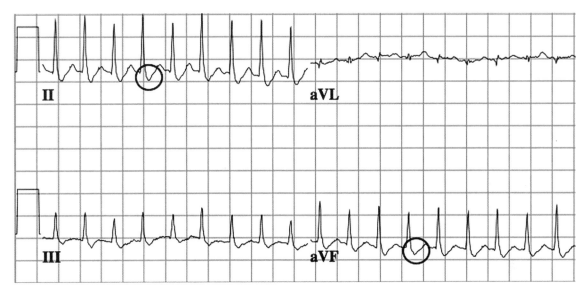

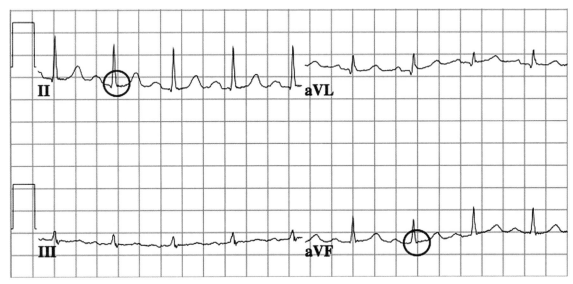

圈注显示心动过速时圆润终末波，而在窦性心律时没有这一波形，代表逆行的 P 波

病例64　男性，76岁，因心悸就诊，有冠心病史

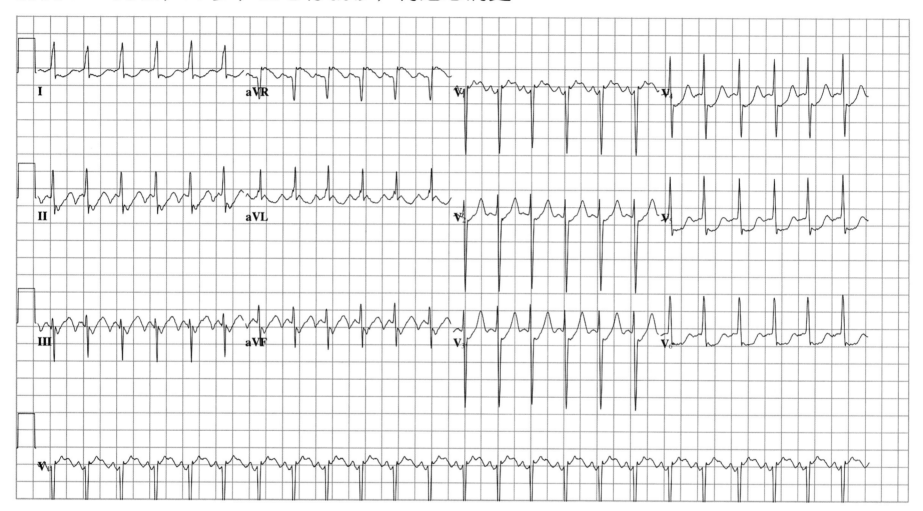

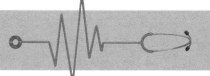

问　　题

64-1　这是什么节律？

64-2　还有什么其他的异常？

64-3　ST 段异常的鉴别诊断是什么？

答　案

64-1　这是什么节律?

窄 QRS 波心动过速,心率 150 次/分。分析窄 QRS 波心动过速,首先要确定节律是否规则[1]。此图中,QRS 波群间隔规则。其次,仔细寻找心房电活动以及心房电活动与心室除极的关系。V_1 导联每个 QRS 波前都有一个"锯齿波",第二个"锯齿波"埋在 ST 段中;心房率为 300 次/分。观察 Ⅱ 导联,发现典型的"锯齿状"心房波。上述异常表现提示诊断为房扑 2∶1 房室传导。任何心室率接近 150 次/分的室上性心动过速都需与房扑鉴别。

64-2　还有什么其他的异常?

电轴正常,aVL 导联的 R 波振幅和 V_3 导联的 S 波振幅的总和恰好大于 2.8mV,提示左心室肥厚。前壁和侧壁 ST 段水平型压低,V_4～V_6 导联最明显。同时,还伴有异常的下壁 Ⅱ、Ⅲ、aVF 导联 ST 段压低,最可能是继发于房扑的叠加波。

64-3　ST 段异常的鉴别诊断是什么?

ST 段压低的鉴别诊断包括干扰、心室肥大导致的复极改变、冠状动脉斑块破裂伴非闭塞性血栓、心肌耗氧量增加或心肌供氧减少引起的心内膜下心肌缺血。此患者 V_4、V_5 和 V_6 导联 ST 段缺血性改变可能是因心动过速使心肌需氧量增加所致。提示在患者的心率恢复正常后复查心电图(观察 ST 段改变)。

---

[1]　Fox DJ, Tischenko A, Krahn AD, et al. Supraventricular tachycardia: diagnosis and management. Mayo Clin Proc 2008; 83: 1400-1411.

病例 65　女性，22 岁，体重严重下降伴摄入量不足

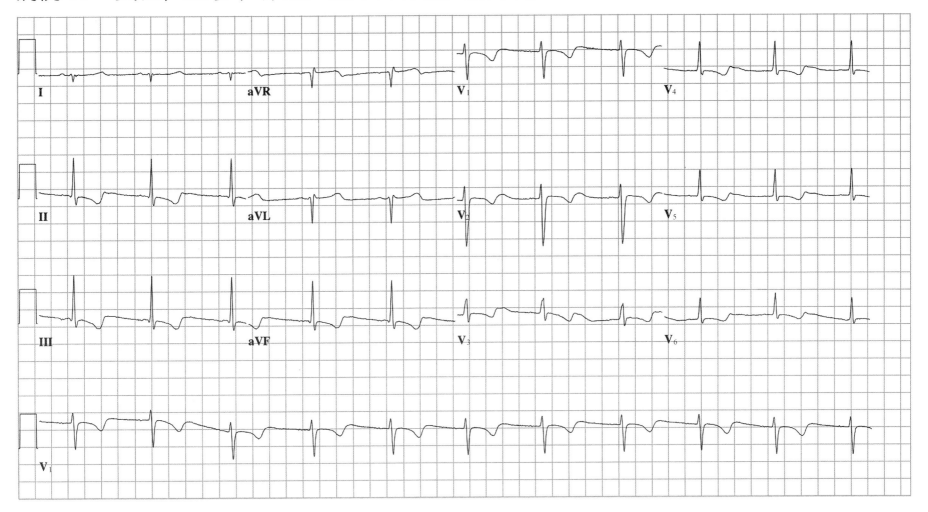

问　　题

65-1　心电图有什么表现？

65-2　预计实验室检查会出现什么结果？

答　案

65-1　心电图有什么表现？

窦性心律，心率 66 次/分，虽然振幅低，但在 I 导联 P 波正常。电轴右偏，无心脏肥大。广泛的 ST 段压低和 T 波倒置。于 V₂ 导联可清晰看到一个巨大的 U 波与 T 波融合（T 波终末端的正向波），如右图所示。

65-2　预计实验室检查会出现什么结果？

出现 U 波、广泛的 ST 段异常再结合临床病史，提示低钾血症。事实上，此患者当时出现嗜睡、营养不良、多种电解质紊乱，血钾 1.8mmol/L。

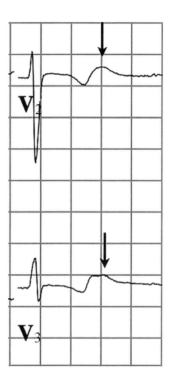

箭头所指与 T 波融合的大的正向波为 U 波

病例 66　女性，72 岁，常规随访

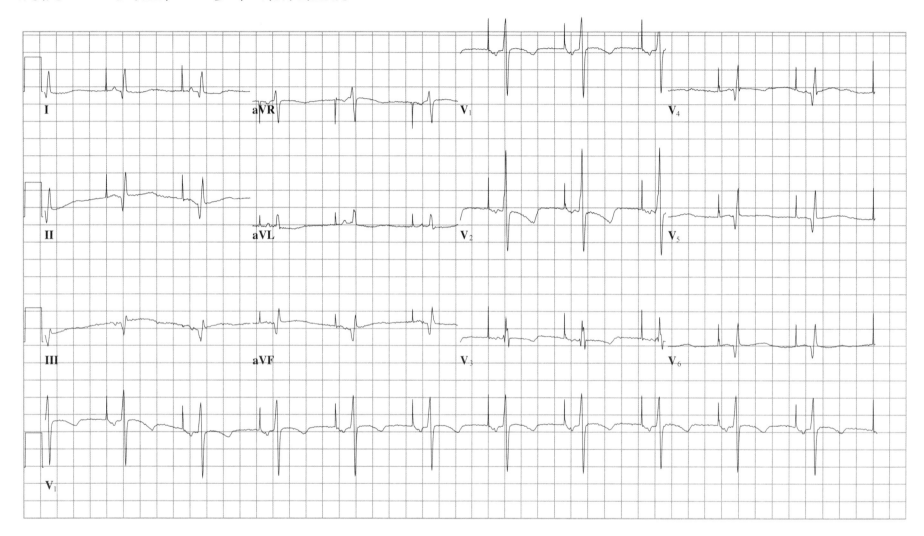

问　　题

66-1　分析此心电图。

66-2　根据此图推测患者的既往病史有哪些?

答　案

66-1　分析此心电图。

心率 65 次/分。P 波形态与窦性 P 波不同，P 波前有起搏脉冲信号，为心房起搏。QRS 波电轴正常，无心室肥大。下壁 Ⅱ、Ⅲ、aVF 导联和前侧壁 $V_4 \sim V_6$、Ⅰ 导联有 Q 波。最后，V_1、V_2 导联呈大 R 波，这是不正常的。当下壁导联有 Q 波的情况下，V_1 和 V_2 导联的大 R 波，有可能对应于后壁心肌梗死。$V_1 \sim V_3$ 导联 ST 段压低、T 波倒置，以 V_2 导联最显著，结合临床考虑心肌缺血。

66-2　根据此图推测患者的既往病史有哪些？

此患者下后壁和前侧壁有 Q 波，符合发生时间不详的心肌梗死表现，推测此前有冠心病病史。请注意，一些患者没有描述心肌梗死病史，但心电图有 Q 波。这些患者有时被认为曾患"无症状心肌梗死"。

起搏器刺激信号表明此患者有心动过缓或病态窦房结（病窦）综合征病史。

病例 67　男性，67 岁，头昏、头晕两天

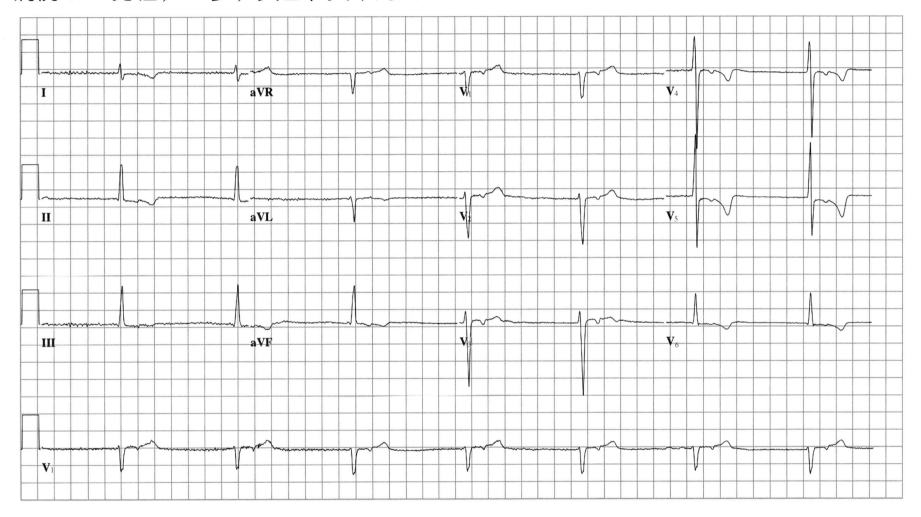

问 题

67-1 分析心电图，有什么异常？

67-2 下一步的治疗措施是什么？

答 案

67-1 分析心电图，有什么异常？

本例为规律的窦性心动过缓，心率 45 次/分。QRS 波群前无明显 P 波，但每个 QRS 波群后约 160ms 处都有一个融合于 T 波内的波形，此为 P 波。这些 P 波是逆传到心房的激动波，因为它们规律地出现在每一个 QRS 波群之后，与 QRS 波的间期固定，下壁导联负向，aVR 导联直立。正如前面所描述，P 波是由房室结逆传至窦房结所产生的，与正常除极顺序相反。QRS 波电轴右偏，约 + 90°。窄 QRS 波约 100ms，QT 间期正常。下壁和侧壁导联 T 波倒置。最可能的诊断是交界区心动过缓伴逆向心房激动。T 波异常可能是缺血表现。

67-2 下一步的治疗措施是什么？

患者出现有症状的心动过缓，应考虑心脏起搏器植入术。但心脏起搏器植入前，应排除可逆性原因，如过量使用 β 受体阻滞剂、钙通道阻滞剂或心肌缺血（特别是心电图中存在广泛 T 波倒置时）。

病例 68　男性，60 岁，糖尿病患者，进行性下肢水肿和活动耐力下降

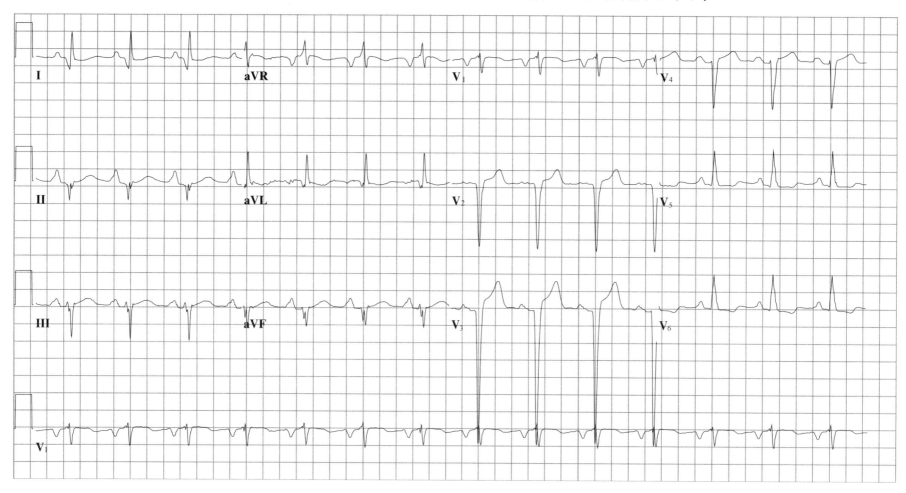

问　　题

68-1　心电图显示什么？

68-2　最可能的诊断是什么？

答 案

68-1 此图显示什么？

窦性心律，心率 84 次/分。电轴左偏。PR 间期、QT 间期、QRS 波时限正常。左心室肥大：V_3 导联 S 波（译者注：为 QS 波）与 aVL 导联 R 波之和大于 2.8mV。此外，有左心房异常，V_1 导联负向 P 波深度超过 0.1mV，时限大于 40ms（译者注：原文中为 1ms）。右心房也存在异常，Ⅱ 导联 P 波的高度大于 0.25mV。总之，存在双心房异常和左心室肥大。关于缺血性变化，Ⅰ 和 aVL 导联有病理性 Q 波，提示不确定时间的陈旧性心肌梗死。Ⅱ 导联 Q 波和 aVF 导联 QS 波顿挫，提示时间不确定的下壁心肌梗死。最后，V_2 和 V_3 导联巨大的 QS 波以及 V_4 导联的小 R 波提示前壁心肌梗死，时间不确定。侧壁导联非特异性 T 波倒置和 ST 段异常，V_2 和 V_3 导联 ST 段抬高 2mm，可能继发于左心室肥大。

68-2 最可能的诊断是什么？

此患者有心力衰竭症状，心电图提示累及多部位的陈旧性心肌梗死。应做超声心动图检查以评估左心室功能和与陈旧性心肌梗死相关的室壁运动异常。最可能的诊断是缺血性心肌病。

病例 69　女性，70 岁，多发性骨髓瘤，表现为进行性疲乏，意识紊乱。两幅图分别为发病时和基础状态心电图

发病时心电图：

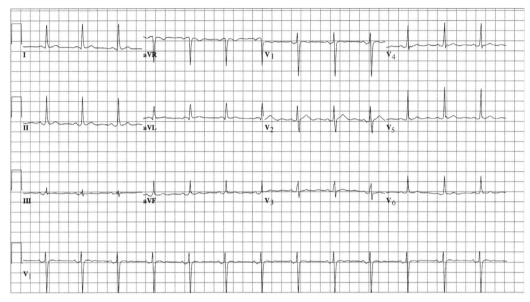

基础状态心电图：

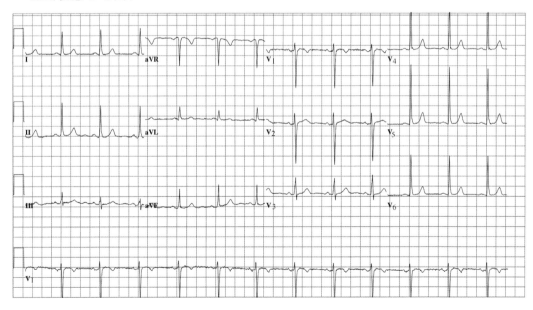

问 题

69-1 分析心电图。

69-2 所见异常的鉴别诊断是什么？

答　案

69-1　分析心电图。

第一份心电图显示正常窦性节律，心率约 80 次/分。QRS 波电轴正常，QT 间期相对较短（320ms，心率校正后 QT_c 367ms）。$V_2 \sim V_4$ 导联可见 U 波。与基础心电图对比，ST 段较短。此外，ST 段的形态发生了变化，T 波紧随 J 点出现，无 ST 段等电位线。下页图直接对比两幅图的 T 波和 ST 段。

69-2　所见异常的鉴别诊断是什么？

QT 间期缩短可能是先天或后天的。先天性短 QT 综合征与心脏性猝死有关。后天获得性短 QT 间期可能由洋地黄、高钾血症引起，最典型的是高钙血症。此患者血钙明显升高，与其临床表现一致。

答案（续）

发病时心电图：

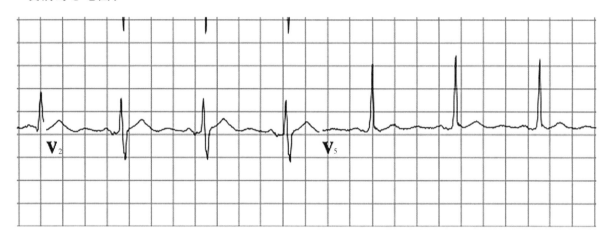

基础状态心电图：

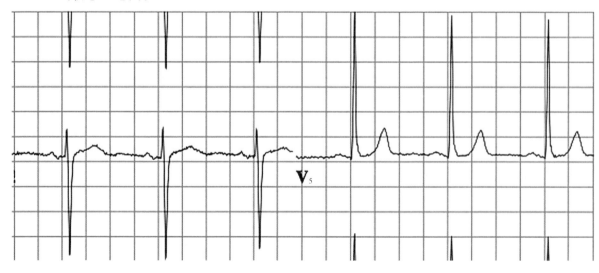

发病时和基础状态心电图的比较，显示出 QT 间期
缩短和 ST 段形态变化

病例 70　女性，58 岁，表现为酒精戒断综合征

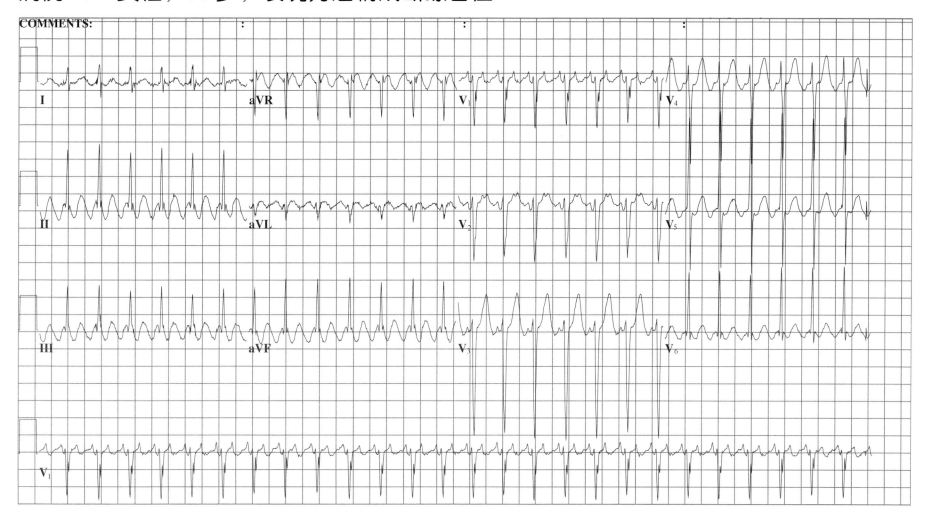

问　　题

70-1　分析心电图。

70-2　什么因素诱发了该心律失常？

答　案

70-1　分析心电图。

此图显示规律的窄 QRS 波心动过速，心率 150 次/分。下壁导联可见粗锯齿波，诊断为房扑 2∶1 房室传导。当室上性心动过速的心率在 150 次/分左右时，应考虑房扑诊断。QRS 波电轴正常，无缺血表现。胸前导联符合左心室肥大的电压标准。

70-2　什么因素诱发了该心律失常？

典型房扑由右心房的大折返引起，涉及三尖瓣环。结构性心脏病、原发肺部疾病以及交感神经张力增高均可诱发该心律失常。此病例戒酒后出现房性心律失常似能合理解释。

病例 71　女性，82 岁，出现疲劳和晕厥

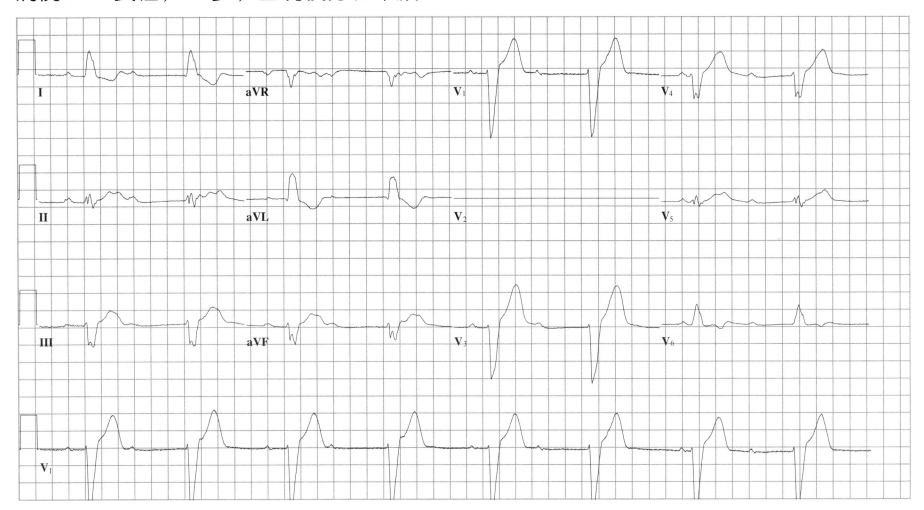

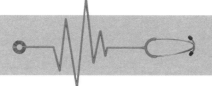

问　　题

71-1　分析心电图，有什么异常？

71-2　此患者体格检查中可发现什么？

答　案

71-1　分析心电图，有什么异常？

有规律的宽 QRS 波心动过缓，心率 50 次/分。有 P 波，但 P 波和 QRS 波群之间没有明确关系（表现为房室分离）。P 波频率 75 次/分（有些隐藏在 QRS 波群和 T 波中），QRS 波频率 50 次/分。心房激动独立且频率快于心室激动频率，为完全性心脏传导阻滞。QRS 波群增宽至 160ms，呈左束支传导阻滞形态。在完全性房室传导阻滞时，表现为逸搏机制。V_2 导联缺失。

71-2　此患者体格检查中可发现什么？

完全性心脏传导阻滞导致房室不同步。如果右心房收缩正遇上心室收缩期三尖瓣处于关闭状态，检查颈内静脉可以看到大静脉搏动。这些由右心房收缩遇到三尖瓣关闭引起的周期性、大振幅的颈静脉搏动被称为"大炮波"，可见于完全性心脏传导阻滞、室性心动过速或其他任何心房和心室除极不同步的疾病。

病例 72　男性，52 岁，出现低温、嗜睡和深部腱反射异常，既往无特殊病史

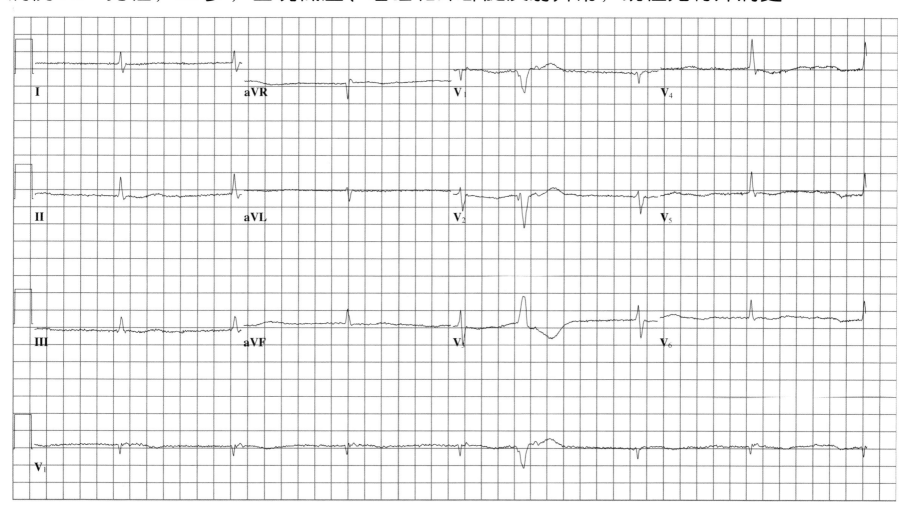

问　　题

72-1　心电图有哪些表现？

72-2　最可能的诊断是什么？

72-3　这种疾病的典型心脏表现是什么？

答　案

72-1　心电图有哪些表现？

患者心动过缓，心室率 42 次/分。V$_1$ 导联 QRS 波群后 ST 段中可见不明显的 P 波（如下图）。此节律为交界区心动过缓，逆行性室房传导。此外，有一个单一的室性期前收缩也出现了室房逆传（见下图）。其他表现包括全导联低电压、T 波低平和 QT 间期延长。

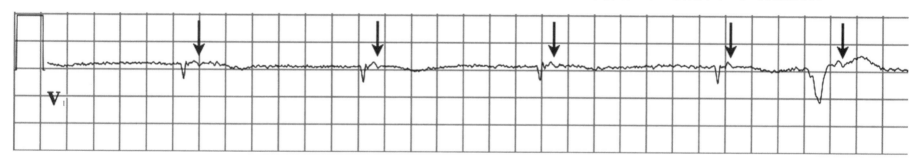

箭头标注为交界区心动过缓逆传的 P 波。本段心电图的最后 QRS 波群为室性期前收缩

72-2　最可能的诊断是什么？

低电压的鉴别诊断包括任何阻碍电脉冲从肌细胞到心电图电极传输的情况，包括浸润性心肌疾病、心肌水肿、心包积液、肺气肿、胸腔积液、气胸、皮下水肿或肥胖。此病例中心动过缓、心电图低电压以及临床病史均强烈提示甲状腺功能减退。

72-3　这种疾病的典型心脏表现是什么？

甲状腺功能减退的心脏表现包括收缩功能下降、心肌病、心动过缓和心包积液。甲状腺素替代治疗可以完全解决这些问题。

病例 73　男性，79 岁，胸痛 1h，晕厥 1 次

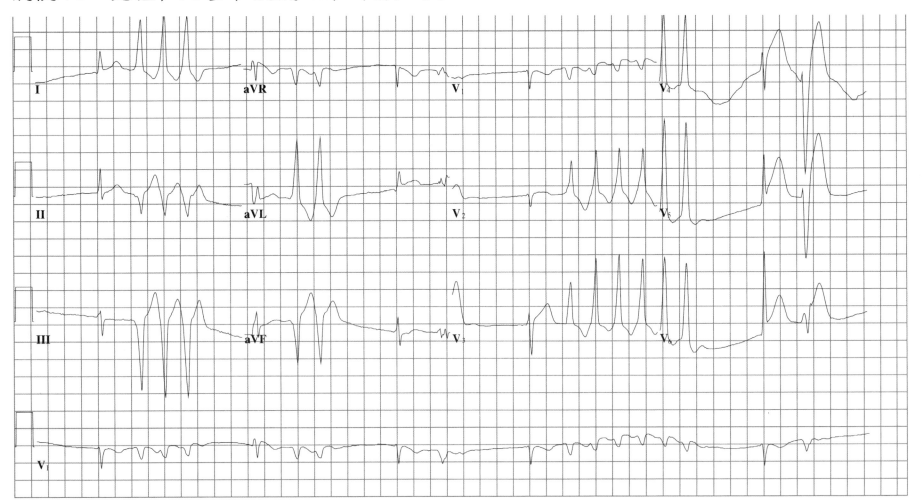

问　　题

73-1　诊断是什么？

73-2　如何紧急处理该患者？

答　案

73-1　诊断是什么？

此图为窄 QRS 波穿插成串的非持续性宽 QRS 波心动过速。未见规律的心房电活动，心室律不规则，符合房颤。重点分析窄 QRS 波：窄 QRS 波群显示正常的心电轴，Ⅰ、aVL 和 $V_4 \sim V_6$ 导联 ST 段明显抬高，T 波基底部增宽，无 Q 波。总体来说，这些表现提示侧壁早期透壁性心肌缺血。区域性 ST 段抬高无 Q 波形成考虑急性心肌损伤，尚未发生梗死。需注意非持续性的宽 QRS 波心动过速，突发性的宽 QRS 波心动过速频率约 190 次/分，与窄 QRS 波节律相比，其电轴左偏。最有可能是急性心肌缺血引起的室性心动过速。急性期患者做心电图常出现基线干扰，但重要的是排除干扰来分析心电图的重要异常。

73-2　如何紧急处理该患者？

急性心肌缺血应尽早再灌注治疗，可选择经皮冠状动脉介入术（PCI）或药物溶栓治疗。辅助治疗药物包括阿司匹林、氯吡格雷、他汀类药物，如持续胸痛且血压允许的情况下可应用硝酸盐类药物。如果发生持续性室性心动过速，用胺碘酮或利多卡因抗心律失常治疗，紧急除颤和采取其他必要的紧急临床生命支持（ACLS）措施。

病例 74 请你会诊一位 73 岁的住院患者，以对新发的心律失常进行评估

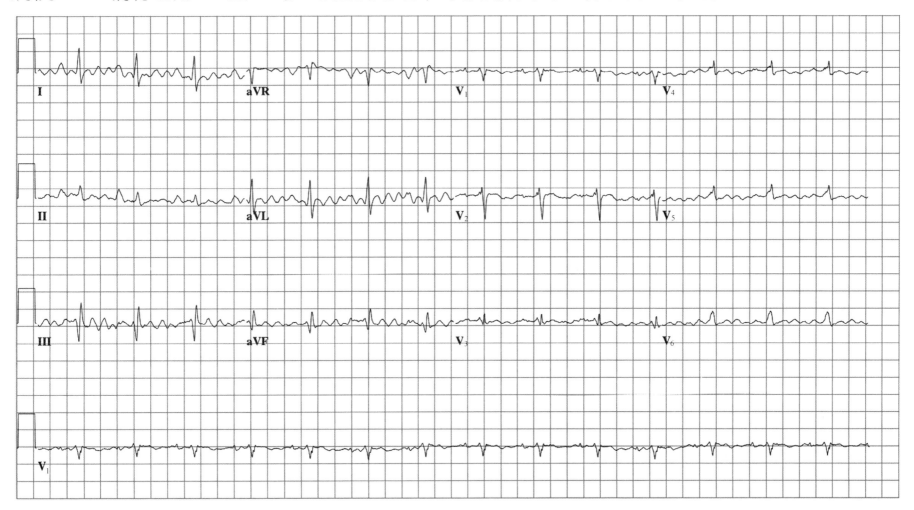

问　　题

74-1　有什么异常？是什么节律？

74-2　有什么建议？

答　案

74-1　有什么异常？是什么节律？

心室节律规整，心率约 80 次/分。乍看似乎提示有房颤的颤动波；然而，房颤患者的 RR 间期是不规则的，而此图 RR 间期规律出现。仔细看，每个 QRS 波前都有 P 波，V_1 导联最清晰，提示明显的基线干扰，诊断为窦性心律而不是房性心律失常。

74-2　有什么建议？

重做心电图，减少基线干扰。

病例 75　男性，27 岁，露营旅行后发热、皮疹

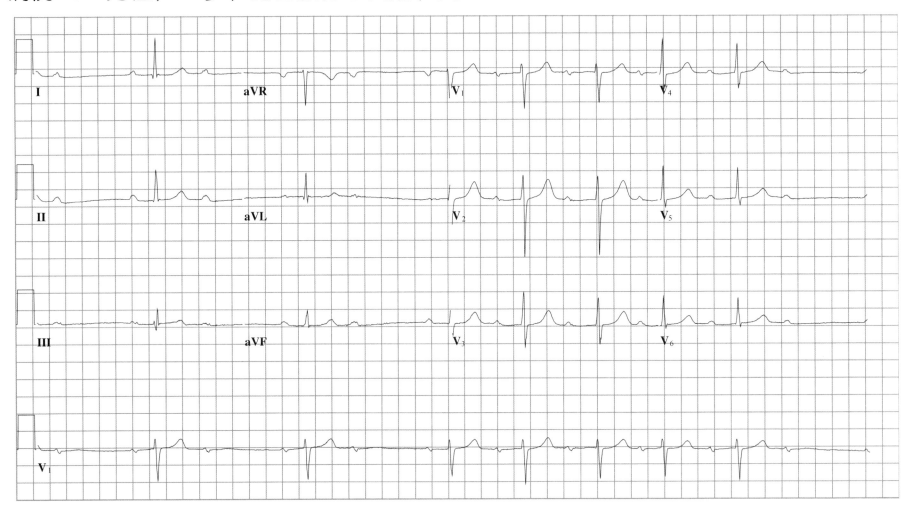

问　　题

75-1　分析心电图。

75-2　鉴别诊断是什么?

答　案

75-1　分析心电图。

窦性心律，心房率约 60 次/分。一些 P 波后未跟随 QRS 波群，符合房室传导阻滞。从第一个未下传的 P 波开始呈 2∶1 比例的房室传导。随后连续 5 个 P 波均下传但 PR 间期逐渐延长，直至未下传的 P 波终止。未下传的 P 波前 PR 间期逐渐延长的房室传导阻滞诊断为莫氏 I 型或文氏型二度房室传导阻滞。额面电轴正常，无 ST 段或 T 波异常。无心室肥大。

75-2　鉴别诊断是什么？

发热、皮疹、心脏传导阻滞有多种鉴别诊断，包括病毒性心肌炎、心内膜炎、莱姆病、风湿热、结节病和狼疮。此患者症状出现在露营后，后来被诊断为莱姆病。

病例 76　男性，44 岁，持续胸痛达 48h，2 天前吸食可卡因。既往有长期滥用毒品史

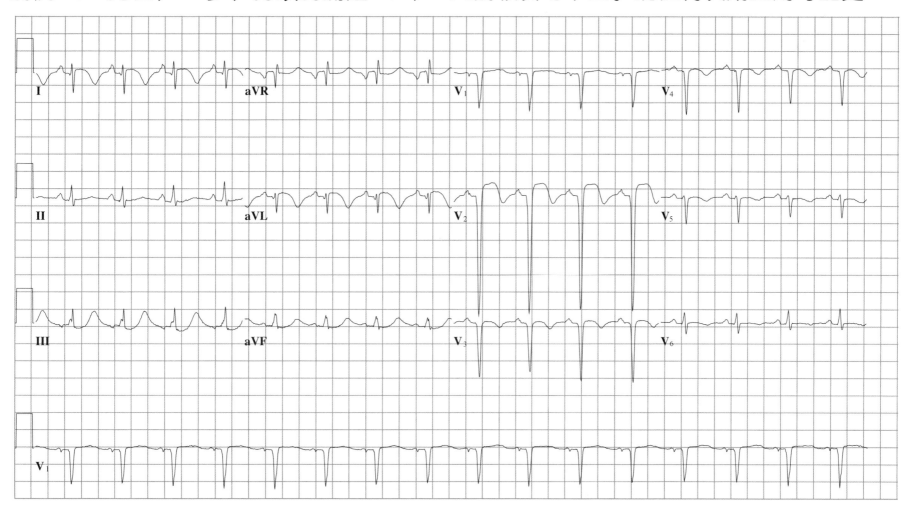

问　题

76-1　分析心电图：什么疾病？

76-2　ST 段抬高型心肌梗死典型的心电图动态变化是什么？

76-3　心电图所示疾病的最主要并发症是什么？

答　案

76-1　分析心电图：什么疾病？

心电图提示窦性心律，心率接近 100 次/分。电轴右偏。QT 间期延长超过 1/2 RR 间期。V₁～V₄ 导联可见深而宽的 Q 波，aVL 导联可见小 q 波。V₂ 导联可见显著的 ST 段抬高，Ⅰ、aVL、V₁ 导联可见轻度 ST 段抬高。前壁导联（V₁～V₅）和高侧壁导联（Ⅰ、aVL）出现对称性 T 波倒置。结合病史和心电图改变，该患者几天前发生了 ST 段抬高型心肌梗死。

76-2　ST 段抬高型心肌梗死中典型的心电图动态变化是什么？

在心外膜冠状动脉闭塞后的前 30min，可见超急性期 T 波改变。随后很快出现 ST 段抬高。随后 Q 波形成，典型的 Q 波出现在缺血后 9h 内，然而有些患者 Q 波可以更早出现。T 波倒置通常发生在缺血后的 6～12h。通常缺血后 12h 左右，抬高的 ST 段开始回落[1]。持续的 ST 段抬高表明室壁瘤形成或存在进行性活动性缺血。

76-3　心电图所示疾病的最主要并发症是什么？

心肌梗死主要的并发症分为机械性的、电活动相关的和血栓栓塞性的。大面积的无收缩性的梗死区域出现，容易形成血栓，从而导致脑或其他器官的血栓栓塞。电活动相关的并发症包括传导阻滞、室上性心动过速、室性心动过速和室颤，可致心脏性猝死。机械性并发症包括心力衰竭、心源性休克、缺血相关的乳头肌断裂或二尖瓣反流、室间隔穿孔和左心室游离壁破裂。

[1]　Morris F，Brady WJ. ABC of clinical electrocardiography：acute myocardial infarction—Part 1. BMJ 2002；324：831-834.

病例 77 女性，82 岁，因晕厥、胸痛来诊。既往有心肌梗死病史

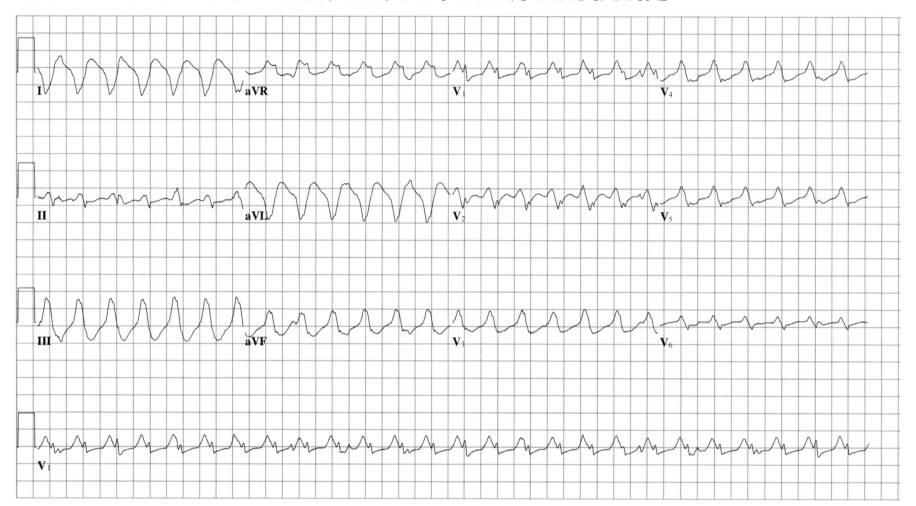

问　　题

77-1　诊断是什么？

答 案

77-1 诊断是什么？

心电图提示单形性宽 QRS 波心动过速，心率 150 次/分。额面电轴 I 导联负向，aVF 导联正向提示电轴右偏。V₁ 导联 QRS 波正向，因此定义为右束支传导阻滞型宽 QRS 波心动过速。相反，如果 V₁ 导联 QRS 波负向，定义为左束支传导阻滞型宽 QRS 波心动过速。单一形态的宽 QRS 波心动过速的鉴别包括旁路相关的室上性心动过速和室性心动过速。这份心电图存在明显的房室分离证据（如下图所示）。QRS 波的频率快于心房频率，心房和心室除极彼此分离。这份图的房室分离支持室性心动过速诊断。

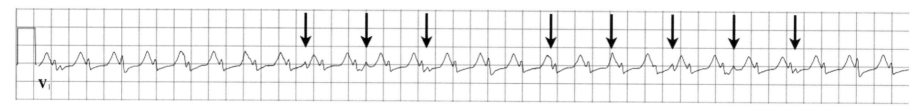

箭头指示为 P 波。心房率慢于心室率，房室完全分离。这份心电图诊断为室性心动过速

病例 78　男性，56 岁，商人，从中国开会回波士顿后出现咯血和胸膜性胸痛

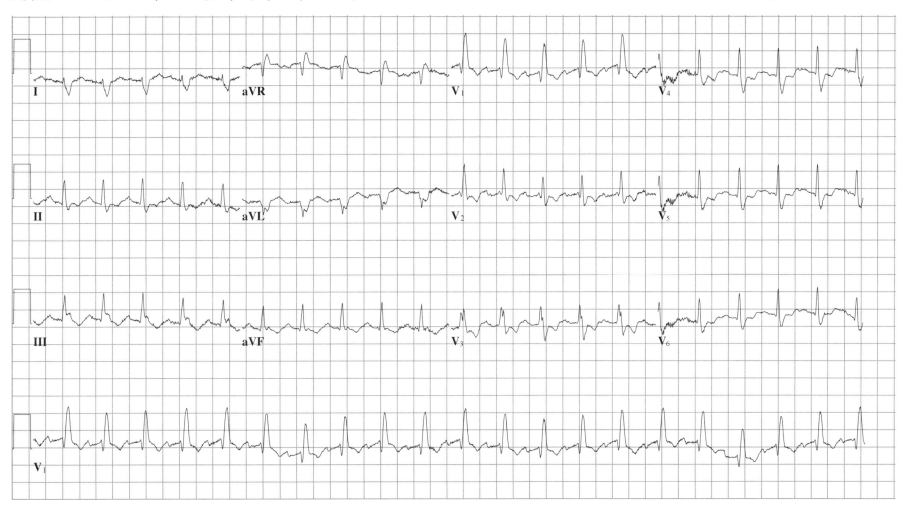

问　　题

78-1　心电图有哪些异常？

78-2　最可能的诊断是什么？

78-3　假设你的诊断成立，有哪些可选的治疗方案？你将如何选择？

答案

78-1   心电图有哪些异常？

心电图提示窦性心动过速，心率 120 次/分。PR 间期 200ms，临界一度房室传导阻滞。电轴右偏。QRS 波增宽伴右束支传导阻滞。$V_1 \sim V_6$ 导联 ST 段压低伴 T 波倒置。通常在右束支传导阻滞图形中，在 $V_1 \sim V_3$ 导联出现 ST 段压低和 T 波倒置，称为继发性 T 波改变。在这份心电图中，这些变化波及整个心前区导联。

78-2   最可能的诊断是什么？

这个患者在长途飞行后出现咯血，伴窦性心动过速、电轴右偏、右束支传导阻滞，应首先考虑肺栓塞。

78-3   假设你的诊断成立，有哪些可选的治疗方案？你将如何选择？

肺栓塞的治疗方法包括抗凝，或抗凝联合再灌注治疗。再灌注治疗包括药物溶栓、经导管碎栓和外科切开取栓。大面积肺栓塞定义为肺栓塞并发右心负荷增加、低血压、血流动力学异常和休克。次大面积肺栓塞定义为肺栓塞伴发右心负荷增加但不伴有血流动力学异常。右心负荷增加定义为 CT 扫描发现右心室扩大或心脏超声发现右心功能异常。右心负荷增加的血清标志物包括脑利钠肽（BNP）和心肌损伤的标志物（肌钙蛋白）。无右心负荷增加的患者，仅抗凝治疗即可。出现大面积肺栓塞的患者需考虑再灌注治疗。次大面积肺栓塞的最佳治疗策略仍存在争议。

病例 79　男性，44 岁，因心悸就诊

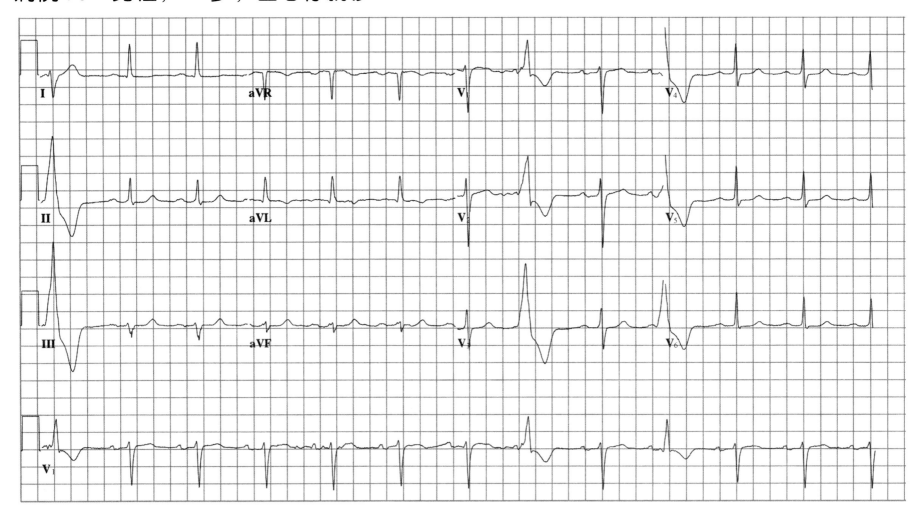

问 题

79-1 心电图有哪些异常？

79-2 解释第 8、9 和第 10 个 QRS 波的不同之处。

答　案

79-1　心电图有哪些异常？

心电图提示窦性心律，心率 75 次/分。没有房室扩大或心肌肥厚表现，电轴和间期正常。有几个室性早搏（PVC），可见比正常节律提前出现的宽大 QRS 波群。

79-2　解释第 8、9 和第 10 个 QRS 波的不同之处。

第 8 个 QRS 波为室性期前收缩，其后紧跟的第 9 个 QRS 波为正常下传。第 10 个 QRS 波看似室性期前收缩，又像是正常下传，被称作融合波，QRS 波形态介于正常下传和室性期前收缩之间。当室上性和室性异位搏动几乎同时出现时，心电图上表现为室上性（窄 QRS 波）和室性异位心律（宽 QRS 波）激动的融合波。为做出融合波的诊断，必须在心电图上确认出室性 QRS 波群、室上性 QRS 波群和形态介于室性 QRS 波群与室上性 QRS 波群之间的室性融合波。

病例 80　女性，55 岁，非缺血性心肌病，出现宽 QRS 波心动过速

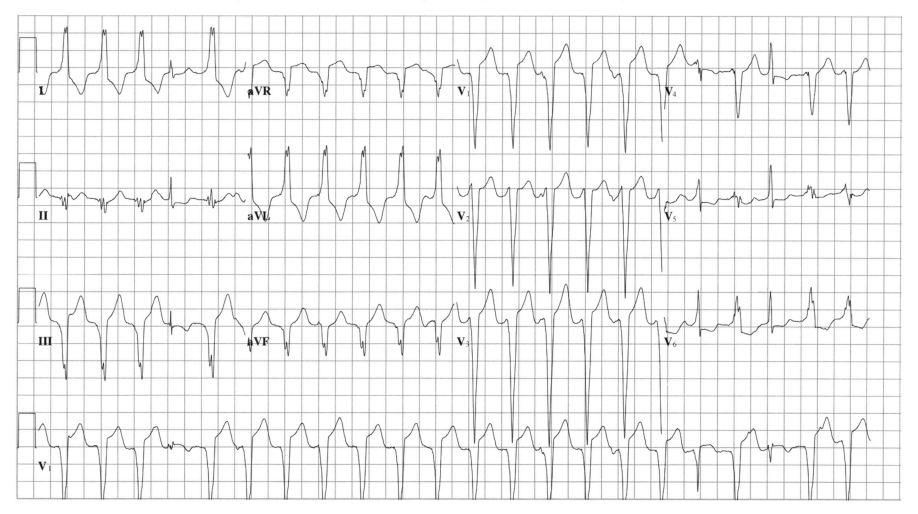

问　　　题

80-1　分析心电图。说明并指出哪些是融合波？哪些是心室夺获？

答　案

80-1　分析心电图。说明并指出哪些是融合波？哪些是心室夺获？

心电图可见宽 QRS 波心动过速，心率约 150 次/分。多数心室波形态单一。因此，这份心电图为单形性宽 QRS 波心动过速（与多形性室性心动过速不同，后者大多数 QRS 波具有多种形态）。单形性宽 QRS 波心动过速的鉴别包括室性心动过速和室上性心动过速伴差异性传导。有多个线索支持这份心电图诊断为室性心动过速。

当室性心动过速出现时，心室的除极通过心室肌缓慢传导，而不是通过正常的希氏束-浦肯野纤维系统传导。在一些室性心动过速中，窦房结除极并未减弱，并且由于心室异位激动占主导，大多数窦性冲动落在心室不应期内不能下传。然而，当窦性 P 波出现在异位心室除极之间时，这时心室没有进入不应期，"正常"的窄 QRS 波会出现在室性节律之间，这种现象称为"夺获波"。如果心室除极波和窦性节律下传心室同时除极，导致 QRS 波形态介于室性心律和窦性心律之间，称为"融合波"。这份心电图同时出现夺获波和融合波，在下图中用星号标出。融合波和夺获波的出现表明存在房室分离，这是诊断室性心动过速的标志。P 波和 QRS 波分离如图中箭头所示。总之，这份心电图存在融合波和夺获波，即房室分离的证据，支持室性心动过速的诊断。

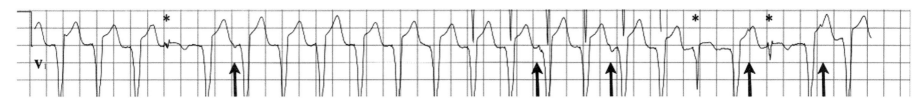

单形性室性心动过速。分离的 P 波用箭头标出。融合波和夺获波用星号标出

病例 81　女性，53 岁，因呼吸困难就诊于心血管内科，查体发现第二心音增强

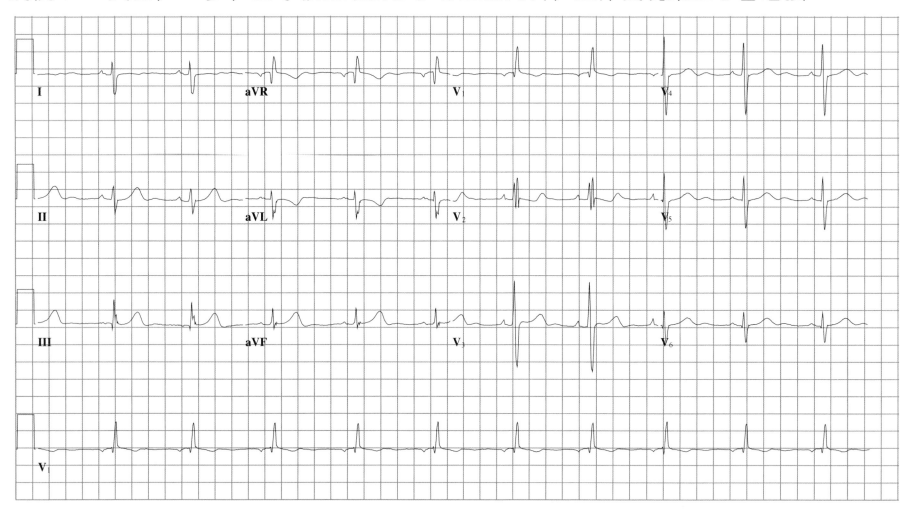

问　　　题

81-1　心电图有哪些异常？

81-2　鉴别诊断是什么？

答　案

81-1　心电图有哪些异常？

心电图提示窦性心律，心率 60 次/分。电轴右偏。电轴右偏伴 V_1 导联 R 波明显增高，超过 0.7mV，提示右心室肥厚。下列是右心室肥厚诊断标准，特异性高，但敏感性低。

- V_1 导联 R 波幅度大于 S 波；

- V_1 导联 R 波幅度大于 0.7mV；
- 胸前 V_1～V_6 导联 R 波与 S 波比值逐渐减小。

提示右心室肥厚（RVH）的其他心电图异常表现包括电轴右偏，不完全性右束支传导阻滞和右心房异常，即肺性 P 波。

81-2　鉴别诊断是什么？

右心室肥厚的原因包括引起右心室容量或压力负荷增加的因素，如肺动脉狭窄、原发性肺动脉高压、肺部疾病、左心衰竭、瓣膜性心脏病和慢性肺血栓栓塞性疾病。

病例 82　女性，77 岁，乏力 3 天就诊，有房颤病史。既往没有使用会引起房室结阻滞的药物

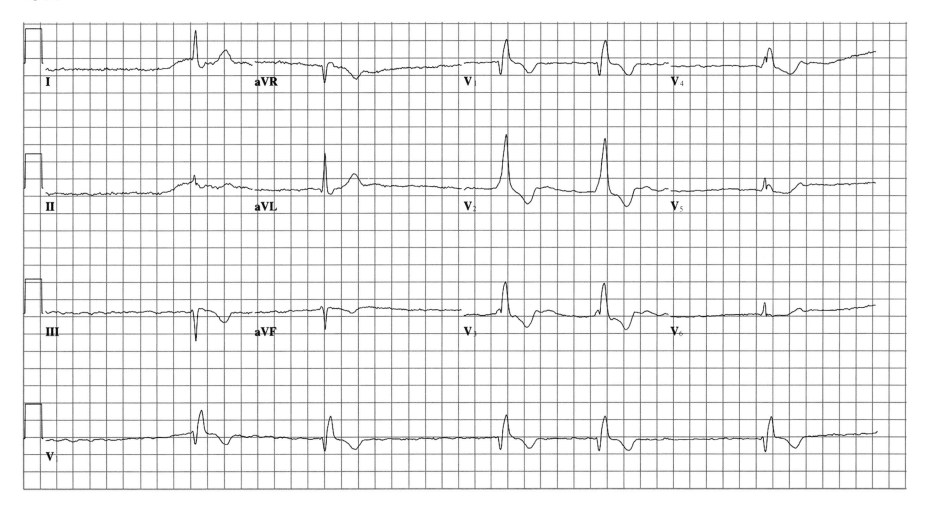

问　　题

82-1　分析心电图，有哪些异常？

82-2　推测患者的房室传导系统是否正常？

82-1   分析心电图，有哪些异常？

心律绝对不规整，心动过缓，心室率 36 次/分，QRS 波群增宽。心电图未见规律的心房电活动，提示房颤伴缓慢心室率。QRS 波电轴正常。QRS 波群增宽达 160ms，呈右束支传导阻滞图形，QT 间期正常，心电图有干扰。

82-2   推测患者的房室传导系统是否正常？

患者可能存在明显的多水平的传导系统疾病。房颤时心房率通常在 400~600 次/分。当未应用房室结阻滞的药物时，正常的房室结接受快速的心房冲动时，通常表现为心室率增快。当房颤患者未应用引起房室传导阻滞药物时（像这例患者）出现心室率慢，可能存在严重的房室结疾病。此外，该患者有右束支传导阻滞，提示房室结下传导系统疾病。

病例 83　女性，31 岁，家族中一个弟弟和姨妈猝死

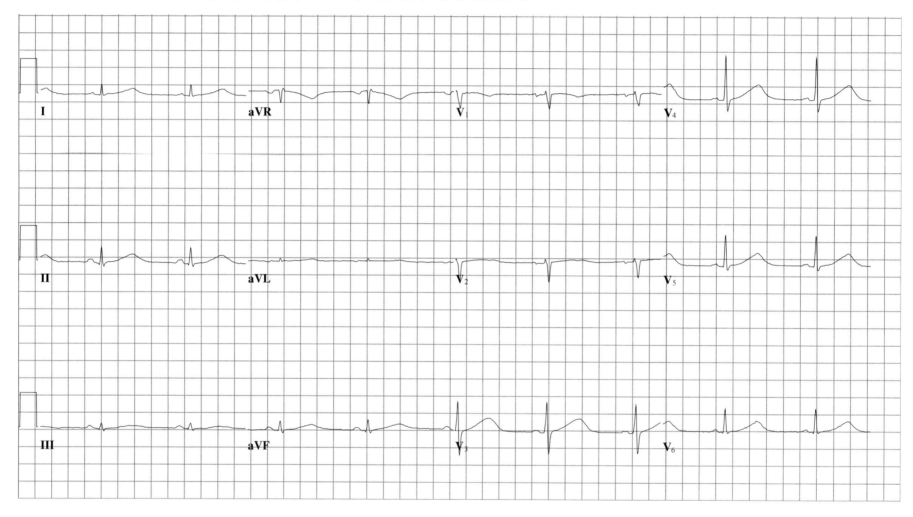

问   题

83-1   分析心电图，这份心电图异常的鉴别诊断有哪些?

83-2   该患者心电图异常最可能的病因是什么?

答 案

83-1 分析心电图，这份心电图异常的鉴别诊断有哪些？

窦性心律。心率约 50 次/分。QRS 波时限正常。QT 间期显著延长至 570ms。由于 QT 间期与心率相关，需要用 Bazett 公式（QT/）计算校正 QT 间期，即 QTc，以校正心率对 QT 的影响。但是，心动过缓或心动过速时，这个公式计算的 QTc 不够准确。

正常的 QT 间期：男性＜430ms，女性＜450ms。QT 间期延长：男性的 QT 间期＞450ms，女性的 QT 间期＞470ms。QT 间期临界值：男性 QT 间期 430～450ms，女性 QT 间期 450～470ms。这份心电图的 QTc 延长至 550ms。QT 间期延长的鉴别诊断包括电解质异常（如低钾血症和低钙血症）、药物副作用和先天性长 QT 综合征（LQTS）。多种药物可引起 QT 间期延长，如抗生素、抗精神病药物和抗心律失常药物。

83-2 该患者心电图异常最可能的病因是什么？

考虑到该患者有猝死的家族史，并且没有服用任何药物，最可能的诊断是先天性长 QT 综合征（LQTS）。LQTS 的病因是编码心脏离子通道的基因突变。已证实至少 12 种基因与 LQTS 的表型有关。离子通道突变导致心室复极异常，表现为 QT 间期延长。患者容易出现多形性室性心动过速和心脏性猝死。

病例 84   患者，55 岁，胸痛、呼吸困难和低血压

标准 12 导联心电图

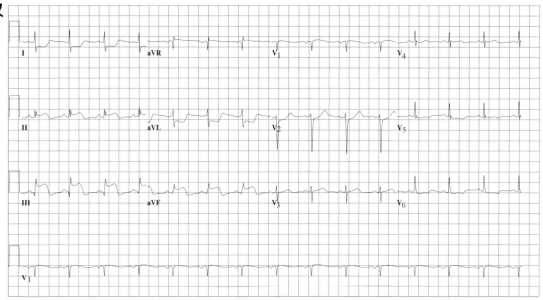

右胸导联心电图（图中 V₁～V₆ 实为 V₁ᵣ～V₆ᵣ）

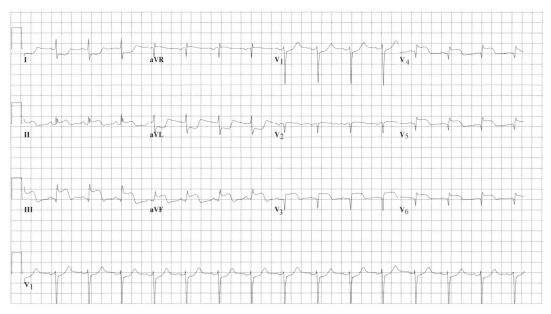

问　　题

84-1　心电图有何异常？

84-2　如何诊断和处理右心室梗死？

答　案

84-1　心电图有何异常？

第一份心电图提示窦性心律。QRS 波电轴正常。PR 间期、QRS 波时限和 QT 间期正常。未见病理性 Q 波。下壁导联 Ⅱ、Ⅲ、aVF 出现 ST 段抬高，对应的左心室侧壁 Ⅰ 和 aVL 导联出现 ST 段压低。Ⅲ 导联 ST 段抬高比 Ⅱ 导联 ST 段抬高明显，伴随 aVL 导联 ST 段显著压低均提示右冠状动脉闭塞。当怀疑右冠状动脉闭塞引起下壁心肌梗死时，应考虑合并右心室梗死的可能。

84-2　如何诊断和处理右心室梗死？

右心室梗死由右冠状动脉近端闭塞引发。缺血导致右心衰竭，影响左心室充盈和左心室前负荷。随着左心室前负荷下降，心排血量会下降。临床上如果下壁心肌梗死患者出现低血压、颈静脉怒张和肺野清晰三联征，应该考虑合并右心室梗死可能。如果 V₁ 导联 ST 段抬高大于 1mm，伴 Ⅱ、Ⅲ、aVF 导联 ST 段抬高，也应考虑合并右心室梗死。这份心电图未出现上述表现。可加做右胸导联心电图，把 V₁ 和 V₂ 导联仍放在原来的胸部位置，V₃～V₆ 导联放在与这些导联呈镜像位置的右侧胸壁。这样 V₂ 导联变成 V₁R，V₁ 导联变成 V₂R，V₃～V₆ 对应变成 V₃R 至 V₆R（译者注：第二份心电图胸前导联标的是 V₁～V₆，实际上是 V₁R～V₆R）。V₄R 导联 ST 段抬高 >1mm 提示右心室梗死，但这一标准既不敏感也不特异。应该进行肺动脉导管检查指导治疗，治疗措施包括给予正性肌力药物、适当补充容量以及进行紧急的再血管化治疗。这个患者的心电图上右胸导联 V₄R 的 ST 段抬高 2mm，支持右心室梗死诊断。

病例 85　男性，79 岁，无症状

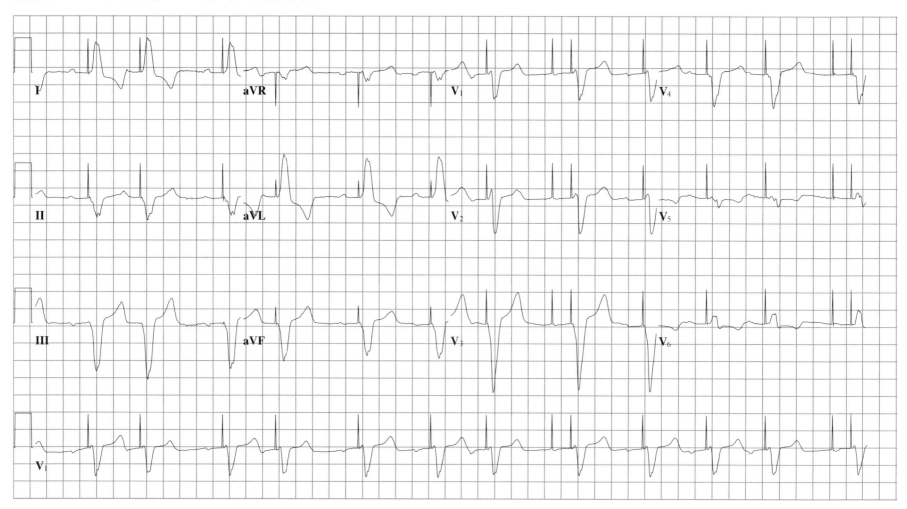

85-1　分析心电图：起搏器电极放置在哪里？

85-2　起搏器设置的下限频率是多少？设置的房室（AV）间期是多少？

答　　案

85-1　分析心电图：起搏器电极放置在哪里？

心电图提示心率 72 次／分。心房节律是窦性心律伴随多部位房性期前收缩（早搏）和窦性停搏导致的心房起搏。心电图提示窦性心律、房性早搏和心房起搏心律。每个 QRS 波均为心室起搏心律，提示心房的每次电活动均不能下传到心室。QRS 波电轴左偏并呈左束支传导阻滞形态，提示右心室心尖部起搏。由于心室起搏心律，出现继发性 ST 段异常。因此，心电图提示起搏器电极位于右心室和右心房。

85-2　起搏器设置的下限频率是多少？设置的房室（AV）间期是多少？

V_1 长导联心电图提示，起搏前间期（即测量第 11 个自身心房活动的 P 波到第 12 个起搏的 P 波的间期，相当于逸搏间期）是 5 个大格，等于 1s。因此，下限频率是 60 次／分。一个感知或起搏的心房电活动启动计时，如果在随后 1s 内无心房电活动被感知，起搏器将起搏心房。程控的房室延迟间期是指任何感知或起搏的 P 波到心室起搏开始之间的时间间期。感知心房或起搏心房电活动后，第二个时间间期开始计时，寻找心室电活动信号。如果在程控的 PAV 间期结束时仍未发现心室电活动，起搏器将发放心室起搏脉冲。这份心电图提示起搏器的 AV 间期设置为 0.2s。

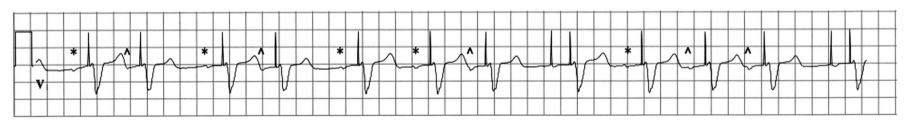

窦性 P 波用星号（＊）标记，房性早搏用^标记。可见心房起搏，QRS 波均为起搏图形

病例 86　女性，48 岁，在家中发作头晕、心悸后就诊，静息心电图如下

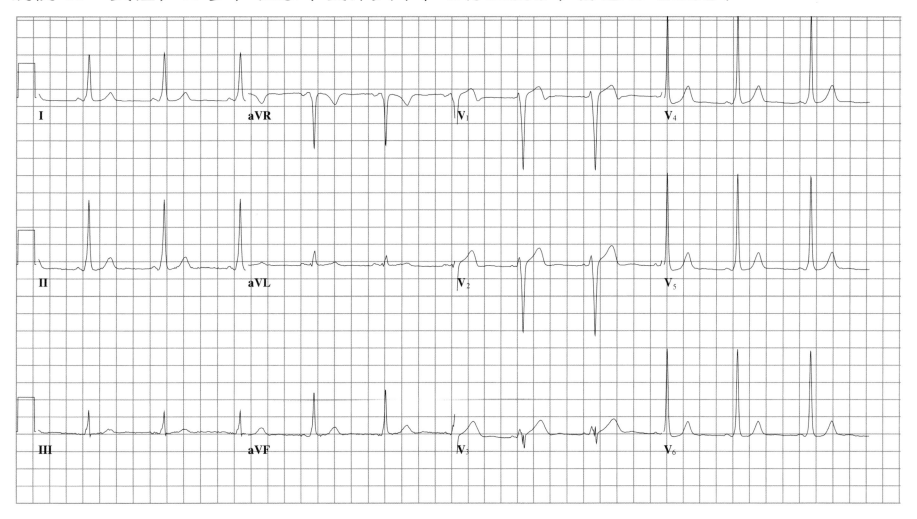

问　　题

86-1　心电图有何异常？

86-2　该患者容易出现哪种心律失常？

答　案

86-1　心电图有何异常？

心电图提示窦性心律，心率约 70 次/分。QRS 波电轴正常。QRS 波增宽，以 Ⅰ 和 Ⅱ 导联明显，伴起始部顿挫。PR 间期缩短，小于 120ms。未见 ST 段和 T 波异常。PR 间期缩短伴 QRS 波增宽和起始部顿挫提示预激（Wolff-Parkinson-White，WPW）心电图。当预激心电图合并临床心律失常的症状时，诊断为预激综合征。短 PR 间期和 QRS 波起始部顿挫与旁路有关，旁路为心房和心室肌之间提供直接的电连接，导致心室提前激动，构成心律失常发生的基础。

86-2　该患者容易出现哪种心律失常？

预激综合征患者，除正常房室结传导通路外，在心房和心室之间还存在一条额外的传导通路，被称为"附加旁路"。在部分患者，旁路具有双向传导，可使激动从心房前向传导至心室，也可从心室逆传到心房。这一特征是房室折返性心动过速（AVRT）形成的机制。

顺向型 AVRT 的特点是激动经房室结前传，经旁路逆传。心电图表现为窄 QRS 波心动过速，并且看不到 δ 波，因为在心律失常时旁路逆向传导而非正向传导。

相反，**逆向型 AVRT** 的特点是激动经旁路前传，经房室结逆传。在这种心律失常中，由于旁路绕过特异的传导组织希氏束和浦肯野纤维网，提供了正向房室传导，心律失常发作的心电图表现为宽 QRS 波心动过速。

如果预激综合征患者的旁路不应期短，一旦发生房颤，非常危险。回想一下，房室结具有递减性传导特性。当心率增快时，房室结传导速度减慢。当出现房颤时，房颤波的频率高达 600 次/分，由于旁路无递减传导特征，预激综合征合并房颤患者会出现极快的心室率，可发展为室颤或导致血流动力学系统崩溃。能阻滞房室结的药物，包括 β 受体阻滞剂、钙通道阻滞剂和地高辛禁用于旁路合并房颤患者，因为这类药物能减慢房室结传导，而使激动经旁路下传导致极快的心室率。

病例 87　女性，27 岁，诉心慌

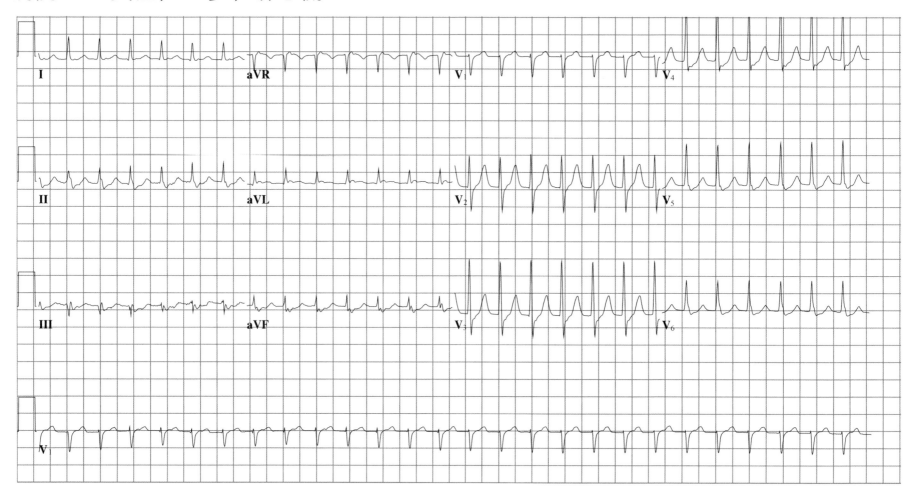

问　　　题

87-1 分析心电图，最可能的诊断是什么？

答　　案

87-1　分析心电图，最可能的诊断是什么？

心电图提示窄 QRS 波心动过速，心率 160 次/分。电轴及各间期正常。下壁、前壁及侧壁导联出现上斜型压低 1～2mm。节律规整的窄 QRS 波心动过速的鉴别包括窦性心动过速、房性心动过速、固定比例下传的房扑、交界区心动过速、房室折返性心动过速（AVRT）和房室结折返性心动过速（AVNRT）。仔细寻找正向或逆传的 P 波可协助鉴别。仔细检查 Ⅱ、aVF 和 V₅ 导联 QRS 波终末部分可发现圆钝的负向波，称作"假性 S 波"。这是房室结到心房的逆向传导形成的波，支持 AVNRT 诊断。这一短 RP 间期心动过速还可能是房性心动过速伴一度房室传导阻滞或交界区心动过速。

病例 88　男性，63 岁，心脏外科术后 4 天

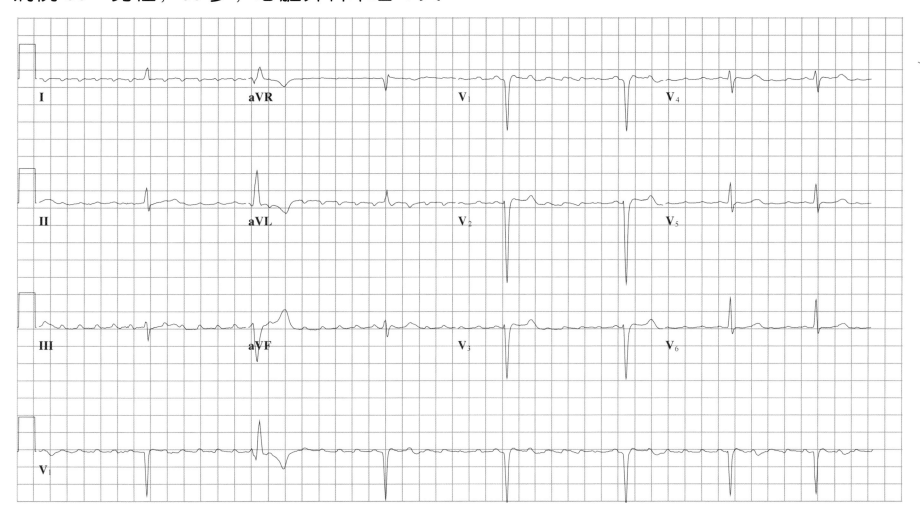

问 题

88-1 心电图是什么节律?

答　案

88-1　心电图是什么节律?

心室率约 42 次/分。Ⅱ 和 Ⅲ 导联可见正向的房扑"锯齿样波",频率约 300 次/分。房室传导比例的变化导致 RR 间期轻度不规律。长心电图条图中第 2 个 QRS 波呈右束支传导阻滞图形,可能是室性期前收缩或呈类右束支传导阻滞的差异性传导。QRS 波电轴正常。胸前导联 R 波递增不良。心脏外科术后常见的心律失常包括心动过速和心动过缓两种。

病例 89　女性，53 岁，在近期上呼吸道感染后出现心源性休克。冠状动脉造影正常

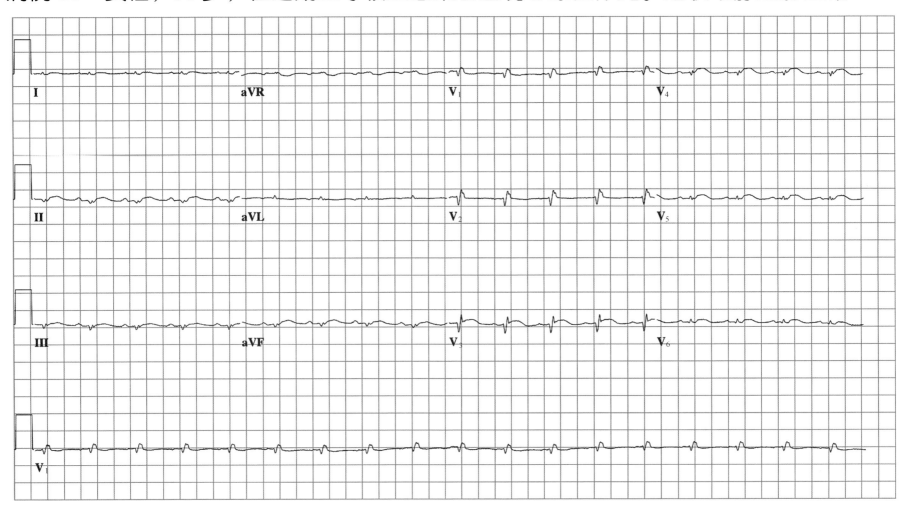

问　　题

89-1　分析心电图。

答　案

89-1　分析心电图。

心电图提示窦性心律，Ⅱ导联可见 P 波。电轴不确定，伴显著低电压。V_1 导联呈 RSR′形右束支传导阻滞图形。全部导联出现 ST 段抬高伴 Q 波，以 V_3～V_6 导联和下壁导联最明显。需要注意的是，尽管 ST 段变化幅度比较小，但相对于 QRS 波低电压来说，这种 ST 段变化程度还是很明显的。该患者的诊断是暴发型心肌炎。

病例 90   患者，45 岁，非缺血性心肌病，加大呋塞米剂量后出现头晕和嗜睡

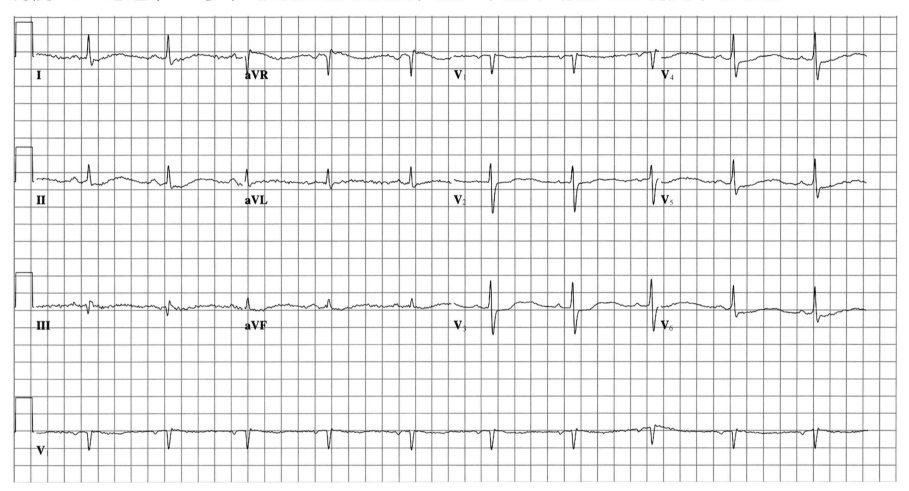

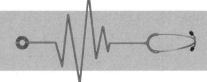

问　　题

90-1　心电图有哪些异常？

90-2　最可能的诊断是什么？

答　案

90-1　心电图有哪些异常？

心电图提示肢体导联基线有小的干扰。窦性心律，心率 60 次/分。QRS 波电轴正常，PR 间期正常。T 波弥漫增宽伴 QT 间期明显延长。

V_2 和 V_3 导联 T 波呈双相或 "驼峰样"，提示 T 波和大的 U 波融合，又称为 QT（U）融合。

90-2　最可能的诊断是什么？

广泛 T 波低平伴 QT 间期延长是低钾血症的心电图表现。最近增加利尿剂剂量的病史也支持低钾血症。慢性心力衰竭患者调整利尿剂剂量时，密切关注血钾和血镁的浓度非常重要。

病例 91　男性，85 岁，严重气促 45min

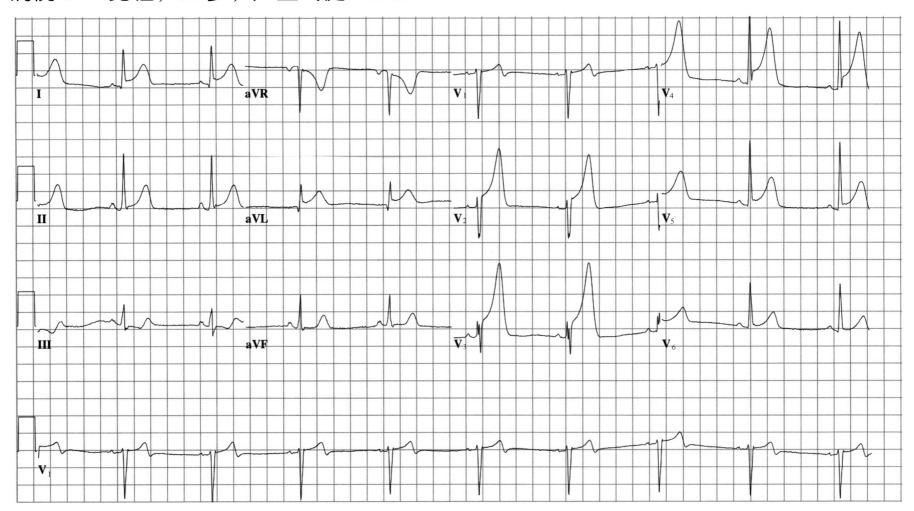

问　　题

91-1 分析心电图：诊断是什么？

答 案

91-1 分析心电图：诊断是什么？

　　心电图提示窦性心动过缓，心率 54 次/分。电轴正常，没有心脏肥大表现。V₃～V₅ 导联 T 波高尖，Ⅰ、aVL、V₂～V₅ 导联 ST 段抬高，符合心肌梗死的损伤样表现。临床诊断为前侧壁 ST 段抬高型心肌梗死。考虑到心电图表现为 T 波高尖、凹面向上的 ST 段抬高，缺乏 Q 波，该患者处于心肌梗死的早期阶段。总之，在血管闭塞的即刻，T 波出现明显高尖呈超急性期改变，随后出现 ST 段抬高、Q 波形成，最后 T 波倒置。不同患者之间以上表现会有重叠。然而，单独的心电图表现不能用来诊断陈旧性心肌梗死。

病例 92　男性，55 岁，起搏器植入术后随访，有房颤病史

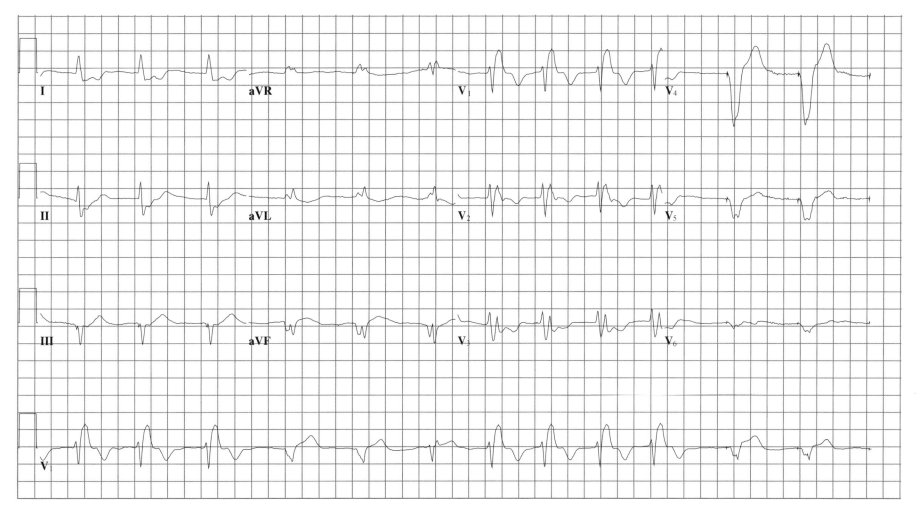

问 题

92-1 分析心电图，解释不同的 QRS 波形态。

答　案

92-1　分析心电图，解释不同的 QRS 波形态。

这份心电图有两种不同的节律。前 3 跳呈右束支传导阻滞图形，伴 RR 间期不规律，未见 P 波。随后的 2 跳呈左束支传导阻滞图形，节律规整，之前可见起搏信号。第 6 跳 QRS 波群形态介于两者之间，为融合波。7~10 个心跳再次不规律，呈右束支传导阻滞图形。最后 2 跳为规律的起搏心律。心电图的基本心律为房颤。当心率低于起搏器下限频率（本例设置为 70 次/分）时，心室起搏出现，可以解释间歇的起搏心律。起搏心律呈左束支传导阻滞图形提示起搏电极位于右心室。第 6 个 QRS 波群是融合波，是由于起搏脉冲和自身心律同时激动心室而引起的，其形态介于起搏心律 QRS 波和自身心律 QRS 波之间。

病例 93　女性，83 岁，在家中出现 2 次晕厥后就诊于急诊室

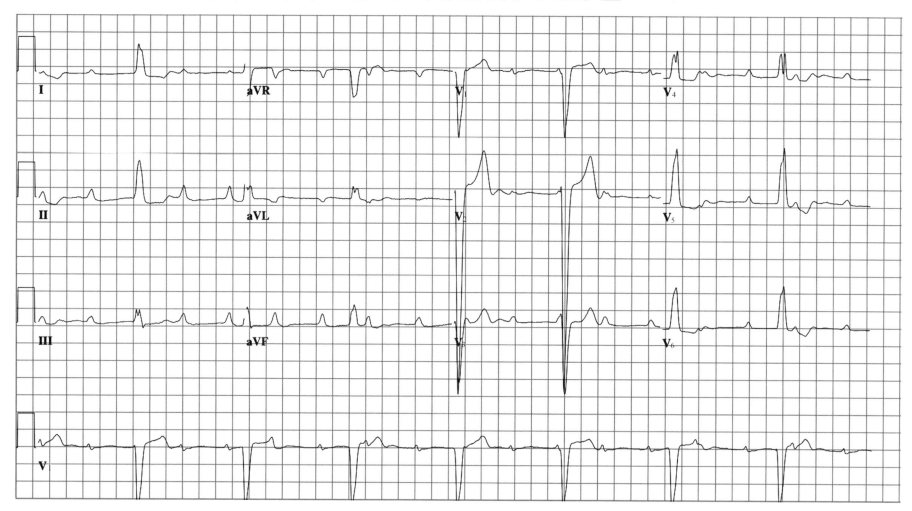

问　　　题

93-1　心电图是什么节律？

93-2　根据心电图，患者应接受什么治疗？

答　案

93-1　心电图是什么节律？

心电图提示心房节律是窦性心律，心率 100 次/分。P 波和 QRS 波彼此无明显相关性，提示房室分离，如下图所示。心室率约 42 次/分（10s 的心电图出现 7 个 QRS 波，心室率：7×6＝42 次/分）。心房率快于心室率伴房室分离，诊断为完全性房室传导阻滞。QRS 波电轴正常，呈左束支传导阻滞图形。

93-2　根据心电图，患者应接受什么治疗？

患者因完全性房室传导阻滞出现心动过缓相关的症状。应该推荐她植入永久心脏起搏器。是否植入临时起搏器作为过渡需要根据患者的血压、临床状态和症状决定。在等待永久起搏器植入过程中，如果有必要可以考虑经静脉植入临时心脏起搏器。

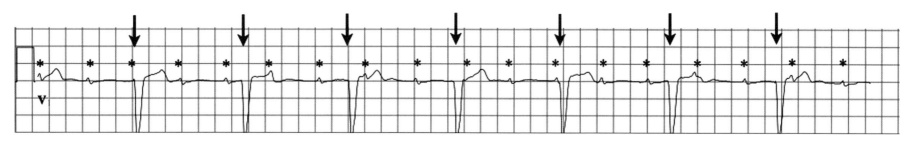

P 波以星号标记，与 P 波无关的 QRS 波以箭头标记。心房率快于心室率提示诊断为完全性心脏阻滞

病例 94　男性，55 岁，无症状，心电图检查新发现异常

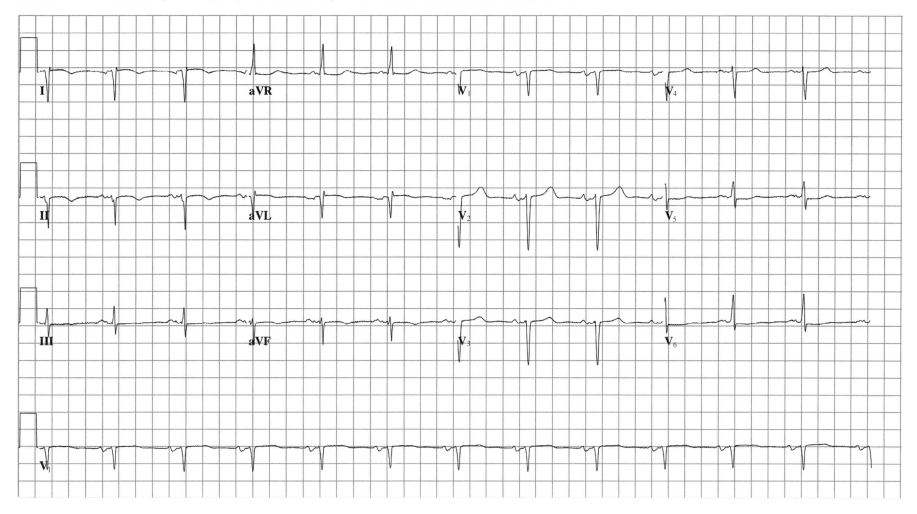

问　　题

94-1　分析心电图。

94-2　心电图有哪些异常，应如何纠正？

答　案

94-1　分析心电图。

心电图提示心率 75 次/分。P 波形态异常，Ⅱ 导联呈双相，Ⅰ 导联倒置。电轴极度右偏位于 −120°（QRS 波群在位于 +60°的 Ⅱ 导联上完全负向，表明除极向量指向该导联的 180°）。此外，Ⅰ 和 aVF 导联 QRS 主波向下，提示电轴极度右偏，位于西北向限（无人区）。极端电轴的变化和 Ⅰ 导联负向 P 波的鉴别包括右位心和右上肢与左上肢导联接反。除电轴异常外，本图胸前导联出现非特异性 T 波异常。

94-2　心电图有哪些异常，应如何纠正？

如果存在右位心，心脏位于右侧胸腔，胸前导联 R 波递增与正常反向，表现为 $V_1 \sim V_6$ 导联 R 波呈递减规律。相反，如果肢体导联接反，胸前导联形态仍正常。这份心电图 P 波负向伴电轴极度右偏及胸前导联 R 波递增，支持右上肢和左上肢导联接反。为更正这份体表心电图，aVR 和 aVL 导联互换，Ⅱ 和 Ⅲ 导联互换，Ⅰ 导联各波形态为正常时的镜像，aVF 导联保持不变。当然，有机会再按正常导联做一份心电图即可明确。

病例 95　56 岁女性，出现心脏停搏，紧急医疗救援系统（EMS）给予现场电除颤，到达急诊室时做了两份心电图如下

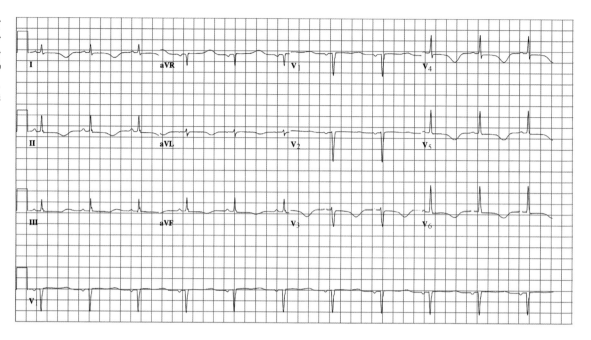

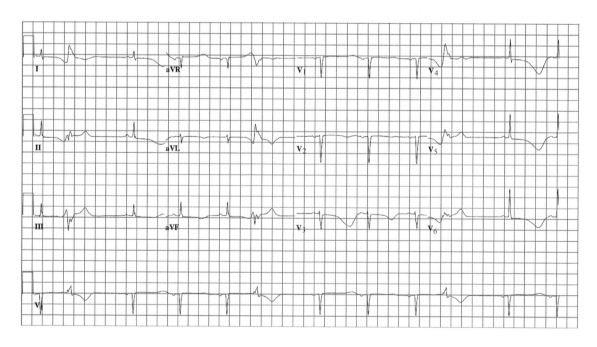

问　　题

95-1　心电图提示什么问题？

95-2　哪些异常与她的心脏停搏有关？

答 案

95-1 心电图提示什么问题？

心电图提示窦性心律，心率 60 次/分。电轴正常。QT 间期显著延长超过 600ms。下壁、侧壁和胸前导联 T 波倒置。第二份心电图提示室性早搏伴代偿间歇。这一现象说明 QT 间期是 RR 间期依赖性的：随着 RR 间期延长（代偿间歇时心率越慢），QT 间期也延长。第二份心电图中 V$_3$ 导联可见室性早搏后心跳的 QT 间期异常明显延长，超过规律窦性心律的基础 QT 间期。电轴正常，未见房室扩大。

95-2 哪些异常与她的心脏停搏有关？

长 QT 间期与患者的心脏停搏有关，可能会导致多形性室性心动过速或尖端扭转型室性心动过速。QT 间期延长分为先天性和获得性。先天性因素与编码心脏离子通道的基因遗传突变有关，称为长 QT 综合征。获得性 QT 间期延长是常见的，与药物、电解质紊乱、中枢神经系统疾病、心动过缓和缺血有关。

病例 96　59 岁女性，因抑郁和精神错乱就诊

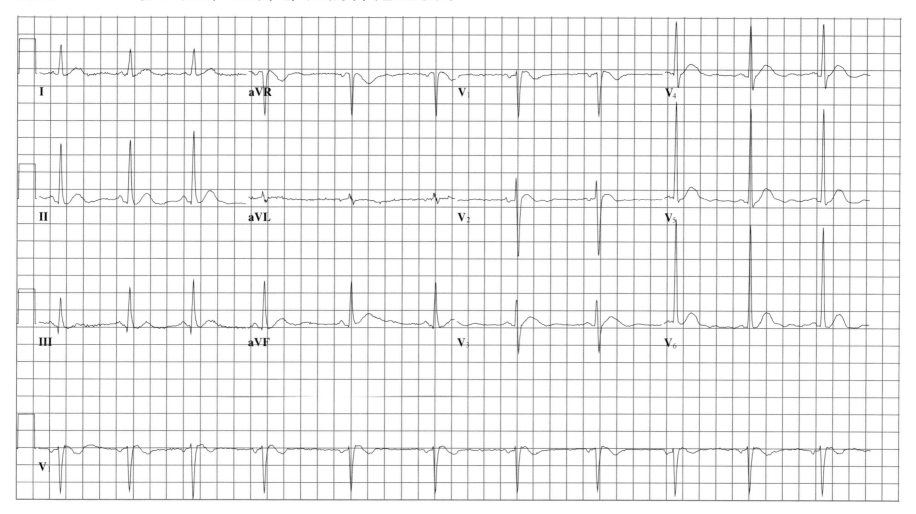

问　　题

96-1　心电图有什么表现？

96-2　应该进行哪些实验室检查？

答　　案

96-1　心电图有什么表现？

心电图提示窦性心律，心率 66 次/分。电轴正常。PR 间期和 QRS 波时限正常。V₁ 导联 S 波与 V₅ 导联 R 波高度相加大于 3.5mV，提示左心室肥厚。QT 间期异常。最明显的是 V₂ 导联的 QT 间期明显缩短，位于等电位线的 ST 段消失。T 波直接从 QRS 波的 J 点开始上抬。

96-2　应该进行哪些实验室检查？

这种形态的 ST 段缩短及 ST 段消失，T 波直接起源于 QRS 波提示高钙血症。高钙血症的症状包括骨痛和腹痛、肾结石和精神异常，如精神错乱和抑郁。应检查血清钙浓度和离子水平。其他有助于评价高钙血症的检查包括血清磷水平和血清甲状旁腺素水平。

病例 97　男性，78 岁，逐渐加重的劳力性呼吸困难，既往有高血压史，血压控制不良

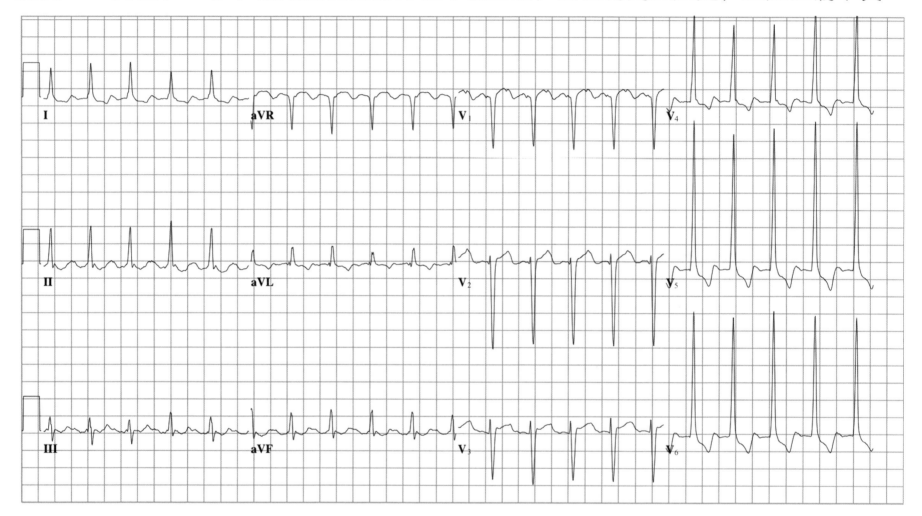

问　题

97-1　心电图有什么异常？

答 案

97-1 心电图有什么异常？

心电图提示快速而规整的窄 QRS 波心动过速，心率约 125 次/分。分析 V_1 导联的每个 QRS 波前可见心房波，所以可能诊断为窦性心动过速。仔细查看，每一个 T 波中埋藏着一个小波，如右图标注。这是房扑伴房室 2 : 1 下传。QRS 波电轴正常，QRS 波时限正常，未见病理性 Q 波。有左心室肥厚表现（V_1 导联 S 波的电压加上 V_5 或 V_6 导联 R 波的电压大于 3.5mV，aVL 导联 R 波电压大于 1.1mV）。Ⅰ、V_4～V_6 导联可见明显下斜型 ST 段压低和 T 波倒置，这是左心室肥厚的继发性表现，与心动过速发作时心内膜下缺血有关。

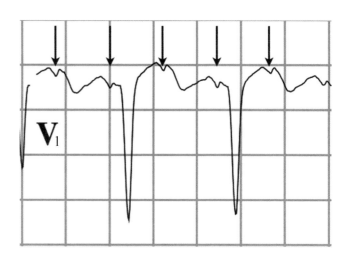

V_1 导联心电图上，箭头标出心房扑动波（F 波）

病例 98　男性，57 岁，突发严重乏力、躁动和头晕就诊，既往有非缺血性心肌病

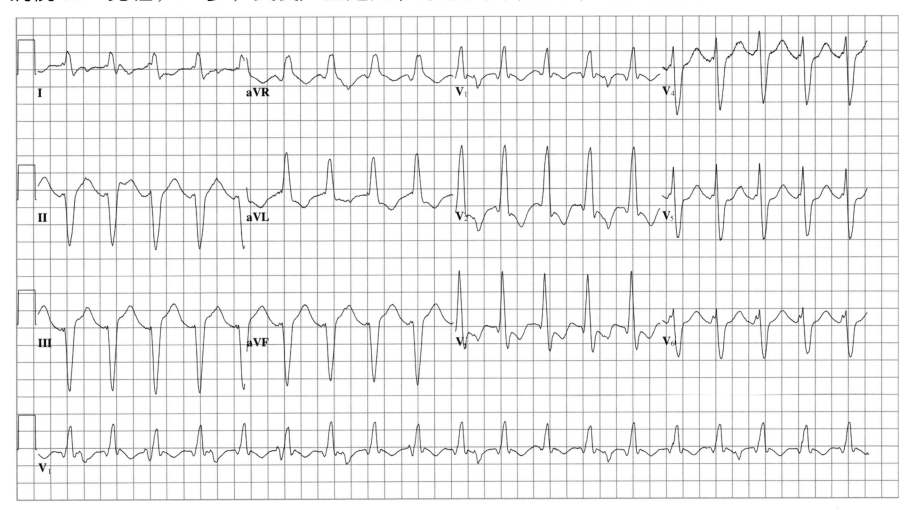

问   题

98-1 分析心电图。

98-1 分析心电图。

心电图提示心室率 110 次/分，节律规整。QRS 波群增宽，约 150ms。宽 QRS 波心动过速的鉴别诊断包括室上性心动过速伴差异性传导和室性心动过速。针对单形性宽 QRS 波心动过速，目前已有几种不同的方法来鉴别上述两种心动过速[1-3]。如果胸前 $V_1 \sim V_6$ 导联的 QRS 波同时正向（RS 型）或同时负向（QS 型），即存在"同向性"，则提示室性心动过速。这份心电图胸前导联未见同向性。

室性心动过速经常出现房室分离的证据——通过密切观察长心电图导联有无与 QRS 波无关的 P 波出现即可明确。仔细观察下图的长记录导联（本心电图的复制），这些 P 波可以识别。这些 P 波与 QRS 波群分离。可见 PP 间期约 800ms，而 RR 间期约 520ms，心室频率快于心房频率。重要的是在完全性房室传导阻滞时也出现心房和心室电活动分离，但心房率通常快于心室率。

总之，这份心电图提示室性心动过速伴有房室分离的证据；潜在的心房律是窦性心律。深倒和增宽的 P 波与左心房异常有关。

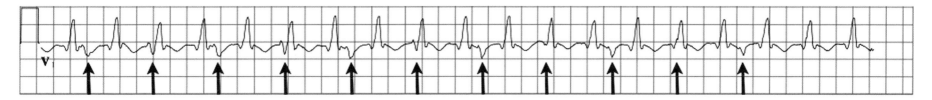

宽 QRS 波心动过速伴窦性 P 波（显示左心房异常）"穿越"，支持室性心动过速的诊断

[1] Pava LF，Perafan P，Badiel M，et al. R-wave peak time at DII：anew criterion for differentiating between wide complex QRS tachycardias. *Heart Rhythm* 2010；7：922-926.

[2] Vereckei A，Duray G，Szenasi G，et al. Application of a new algorithm in the differential diagnosis of wide QRS complex tachycardia. *Eur Heart J* 2007；28：589-600.

[3] Brugada P，Brugada J，Mont L，et al. A new approach to the differential diagnosis of a regular tachycardia with a wide QRS complex. *Circulation* 1991；83：1649-1659.

病例 99 女性，67 岁，为随访来诊

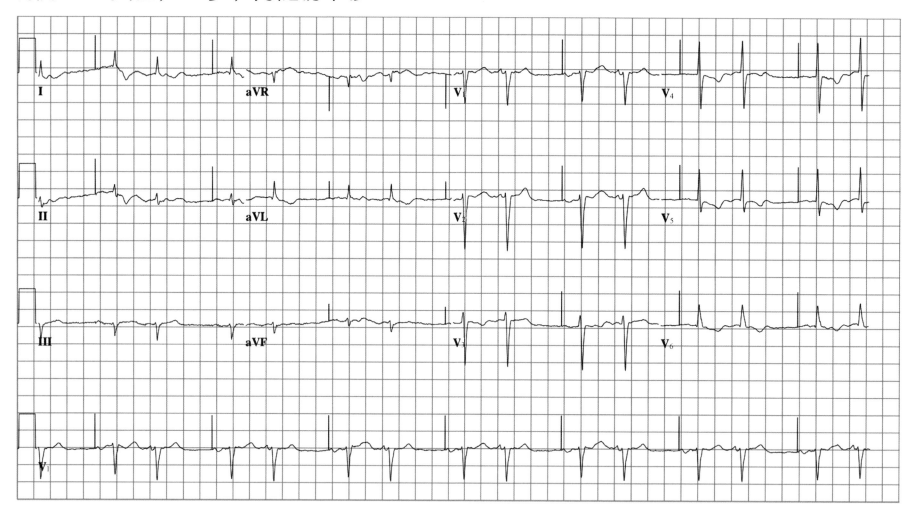

问　　题

99-1　分析心电图，什么节律？

99-2　通过起搏心电图（假设仅为单腔起搏），分析起搏器的 **3** 个字母编码是什么？起搏器的下限频率是多少？

答 案

99-1 分析心电图，什么节律？

心电图示心率 84 次/分（10s 的心电图可见 14 个 QRS 波，14×6＝84）。可见心房起搏律，提示心房起搏与房性早搏交替出现，因为 P 波在下壁导联和 I 导联负向提示非窦性心律。下页图中心房起搏心律以"＊"标记，房性早搏用"＾"标记。肢体导联存在基线干扰和低电压。侧壁导联出现非特异性 ST 段和 T 波改变。

99-2 通过起搏心电图（假设仅为单腔起搏），分析起搏器的 3 个字母编码是什么？起搏器的下限频率是多少？

因为一些 P 波前可见起搏钉样信号，提示起搏器电极导线位于心房。描述起搏器的模式有标准的字母编码[1]。第一个字母代表起搏心腔，有三种可能，A 代表心房，V 代表心室，D 代表双腔起搏，即心房和心室。

第二个字母代表起搏器具有感知能力的心腔，同样使用 A、V 和 D。

第三个字母代表起搏器感知到自主电活动后的反应。这个字母有三种不同选择，I 代表抑制，T 代表触发，D 代表二者，即抑制或触发均可。进一步解释，如果起搏器设为 I，感知到自身心跳时不发放脉冲。相反，如果设为 T，感知到自身心跳时即发放脉冲。如果设为 D，提示二者均可。

在这个患者，起搏信号位于 P 波之前，提示起搏心腔在心房，第一个字母为 A。感知的心腔也位于心房，第二个字母也是 A。如下页图所示，测量自身心搏起始到下一个起搏心搏开始的间期约 0.8s，提示下限频率是 75 次/分。所以可以理解为，心房起搏之后起搏器开始计时。如果下一个 0.8s 内无心房电活动，起搏器将发放脉冲。如果感知到自身心律，抑制起搏脉冲发放，起搏器计时重新开始。

这份心电图上的起搏器工作模式以图解的方式显示于下页图：当起搏和自身心律的间期小于 0.8s，起搏器刚好被抑制。因此，这个起搏器的三个字母编码是 AAI。

---

[1] Kaszala K, Huizar JF, Ellenbogen KA. Contemporary pacemakers: what the primary care physician needs to know. Mayo Clin Proc 2008; 83: 1170-1186.

答案（续）

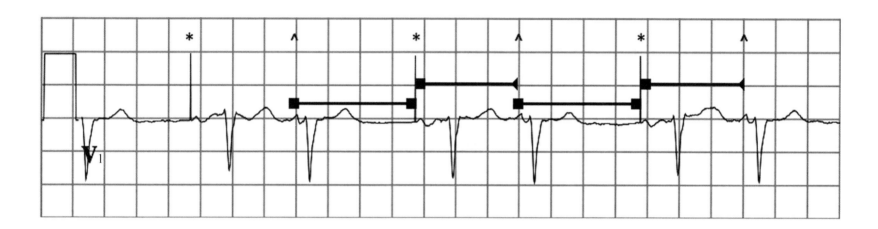

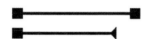

心房起搏用"*"标记，交替存在的房性早搏用"^"标记。起搏间期用两端带实心方块的线标记，代表起搏器的下限频率。起搏和接下来的自身 P 波间的间期用末端带实心三角的线标记，小于起搏器的下限频率间期。换言之，起搏心律之后，起搏器时钟开始计时，如果计时到期末见自身心律出现，起搏器将发放脉冲。如果计时结束前自身心律被感知，起搏器时钟将重新开始计时

病例 100　女性，70 岁，右束支传导阻滞，因呼吸困难和恶心来诊

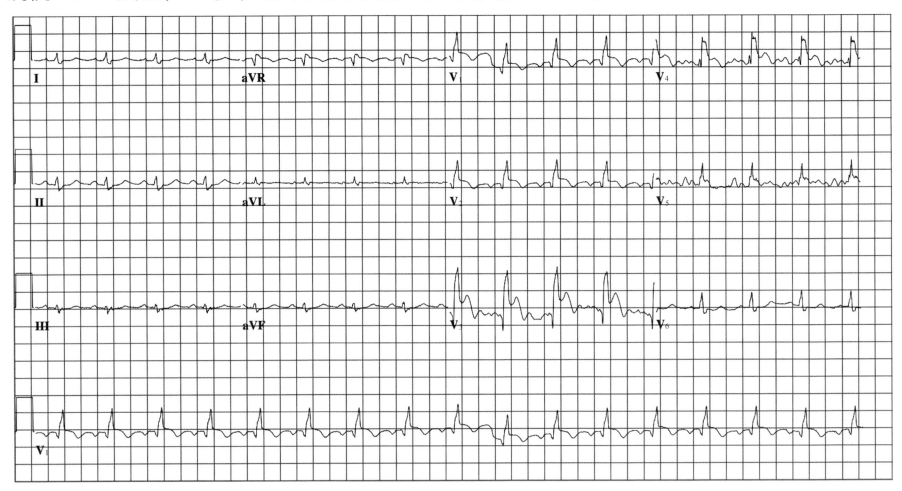

问   题

100-1   心电图有哪些异常？

100-2   这些异常提示什么部位病变？

100-3   下一步该如何处理？

答　案

100-1　心电图有哪些异常？

心电图提示窦性心动过速，心率 100 次/分。电轴正常。出现完全性右束支传导阻滞，V_1 导联呈 qR 型，V_6 和 I 导联 QRS 波终末可见宽 S 波。间隔部 $V_1 \sim V_2$ 导联可见病理性 Q 波，$V_1 \sim V_4$ 导联 ST 段抬高。

100-2　这些异常提示什么部位病变？

考虑到患者存在典型的右束支传导阻滞，QRS 波的最初 60ms 代表左心室除极，右心室除极延迟。这导致 $V_1 \sim V_2$ 导联呈 RSR' 型，伴 T 波倒置在内的复极异常。右束支传导阻滞通常会有以上表现。然而，在这份心电图，前间壁的导联可见病理性 Q 波、ST 段抬高和 T 波直立。这是一份在已存的右束支传导阻滞基础上发生前壁 ST 段抬高型心肌梗死的典型心电图表现。

100-3　下一步该如何处理？

这个患者需要急诊再灌注治疗，可应用溶栓药物或进行心导管检查。血管造影提示左前降支闭塞，并成功进行介入治疗。

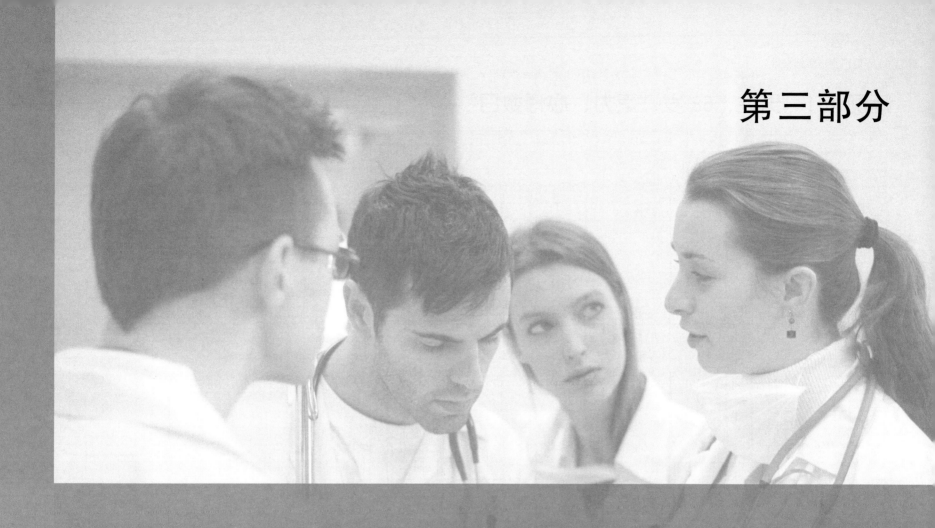

第三部分

难度级别 3

病例 101　男性，68 岁，乏力、心悸数日

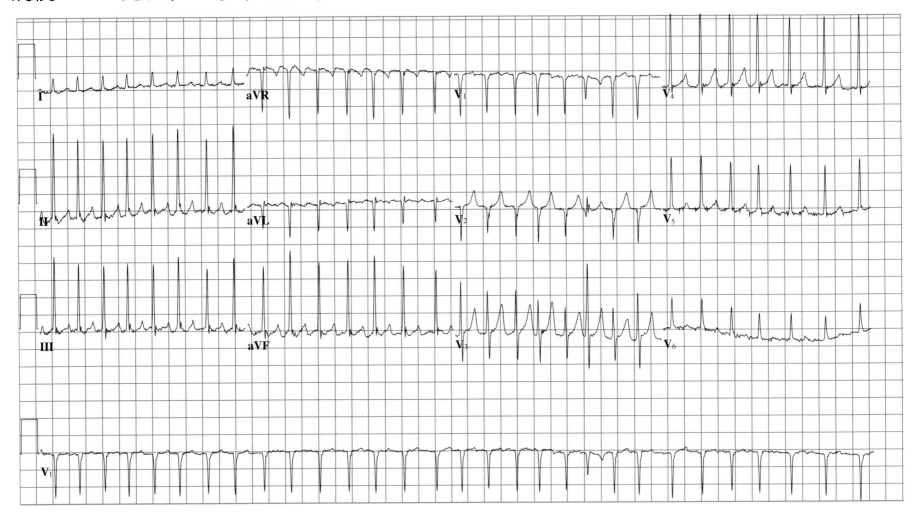

问 题

101-1 心电图的异常表现是什么？

101-2 该心律失常的主要临床结局有哪些？

答 案

101-1 心电图的异常表现是什么？

该心电图示窄 QRS 波心动过速，心室率很快，平均约 180 次/分。仔细观察可见，RR 间期绝对不等，即相邻 QRS 波之间的时间间距变化无规律。心律不齐的窄 QRS 波心动过速见于房室传导阻滞比例可变的房扑、房颤及多源性房性心动过速（MAT）。MAT 的心电图中至少可观察到 3 种不同形态的 P 波。房颤时在体表心电图上无明确的心房电活动，或仅可见细小的、不规律的、频率 400～600 次/分的房颤波。而房扑心电图可见明显的"锯齿状"扑动波。而该心电图未见明确的心房电活动，且心律绝对不齐，因此房颤诊断明确。另外，心电图电轴正常、间期正常，在 V_1、V_2 导联可见 Q 波。

101-2 该心律失常的主要临床结局有哪些？

房颤本身可引起喘憋、心悸、胸痛等症状。亦有部分患者完全无症状。长时间持续的快速心室率会导致心力衰竭及心动过速性心肌病。当发生房颤时，心房缺乏有效收缩，其相对静止状态增加了左心房血栓形成及包括卒中在内的系统性栓塞发生的风险。

病例 102　46 岁，盗汗、咳嗽，胸片示心影异常

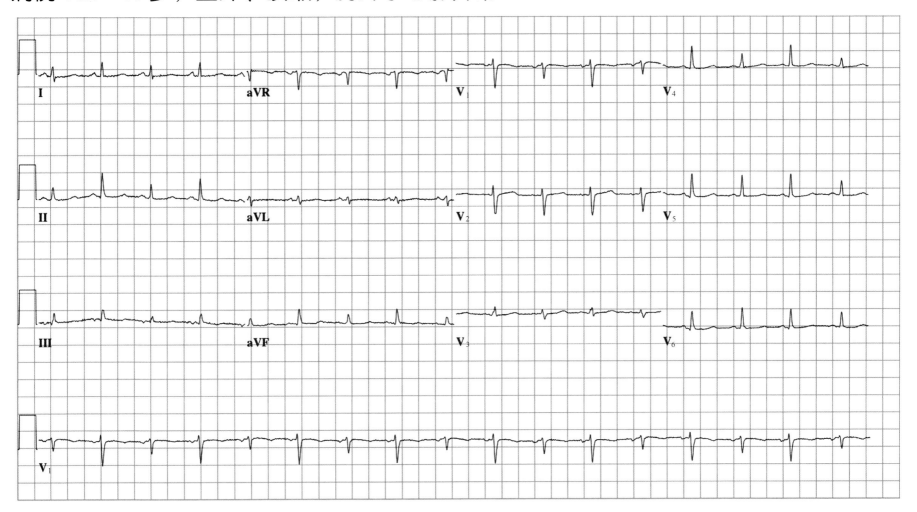

问   题

102-1　心电图的异常表现是什么？

102-2　需进一步完善哪些检查？

答　　案

102-1　心电图的异常表现是什么？

该心电图显示窦性心动过速，心率 100 次/分，电轴不偏，间期正常，但符合胸前导联低电压的诊断标准（QRS 波振幅＜1mV），同时也刚好达到肢体导联低电压的诊断标准（QRS 波振幅＜0.5mV）。QRS 波振幅高低交替，这一现象在长导联记录及下壁导联最明显，称为电交替，由传导异常或大量心包积液使心脏来回摆动所致。根据该患者的病史，考虑后一种原因的可能性大。值得注意的是，心包积液所致的电交替可每隔一次心搏出现或间隔数次连续心搏出现，这主要取决于积液量、心脏大小和质量、心率等，这些因素相互作用导致了心搏周期的独特性。

102-2　需进一步完善哪些检查？

需完善超声心动图来明确心包积液的诊断。心包积液常见的病因有创伤、主动脉夹层、自身免疫功能紊乱、感染（病毒、分枝杆菌、细菌）、恶性肿瘤、药物、放射治疗、心肌梗死后、心脏外科手术后及内分泌/代谢紊乱（如甲状腺功能减退、尿毒症等）。而该患者存在盗汗、咳嗽等症状，应考虑结核性心包积液。结核性积液的心包穿刺液检查应以淋巴细胞为主。心包或胸膜活检可确诊。

病例 103　女性，74 岁，主诉头晕

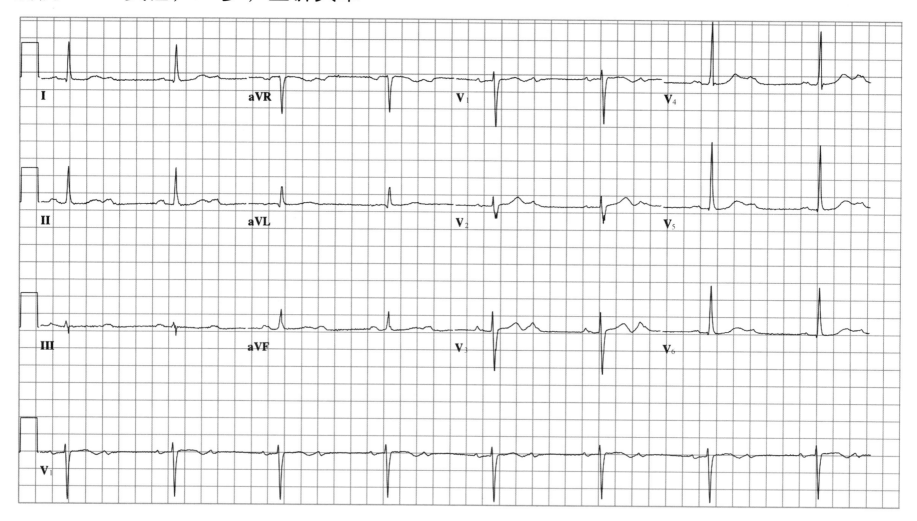

问 题

103-1 分析心电图。心电图的异常表现是什么？怎样解释患者的头晕症状？

答　案

103-1　分析心电图。心电图的异常表现是什么？怎样解释患者的头晕症状？

该心电图呈规律的、窄 QRS 波的心动过缓（心率 46 次 / 分）。每个 QRS 波前都有 P 波，PR 间期约 200ms。在每一 QRS 波后均有一 P 波未下传。因此，该心律为 2∶1 房室传导阻滞。但无法明确该阻滞为莫氏 I 型还是 II 型，因为缺少第二个 QRS 波及第三个 P 波而无法判断是否存在未下传 P 波前的 PR 间期先后延长。除此之外，该心电图电轴和间期正常，没有心房或心室扩大，无明显 ST-T 改变。头晕最可能是心室率慢所致。

病例 104　56 岁，终末期肾病患者，停止几次透析后出现反应迟钝

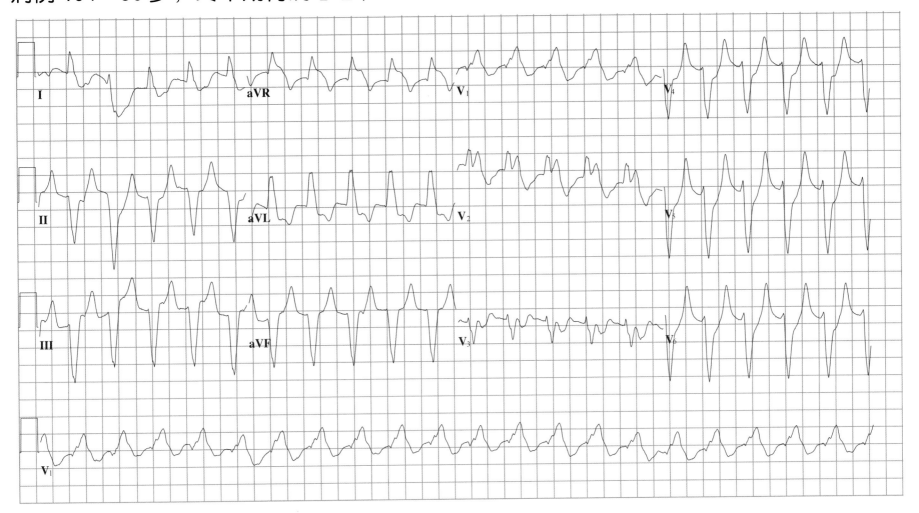

问　　题

104-1　分析心电图。

104-2　如何处理致心律失常的电解质紊乱？

答　案

104-1　分析心电图。

该心电图示规律的、单一形态的宽 QRS 波，心率约 125 次/分。尽管 I 导联基线有明显干扰，但仍可看到明显的电轴左偏。另外可见 R 波递增不良、QRS 波增宽、QTc 间期延长、T 波高尖等。T 波高尖及 QRS 波增宽均符合高钾血症的表现。高钾血症的心电图表现先后为 T 波高尖、PR 间期延长、P 波振幅降低、QRS 波增宽，最终出现如该病例的正弦波。血钾水平与出现何种心电图变化无明确对应关系，主要取决于高钾持续时间及血钾的变化率。

104-2　如何处理致心律失常的电解质紊乱？

治疗引起心电图改变的高钾血症首先应通过静脉应用钙剂来稳定心肌膜电位。这一干预经常会引起 QRS 波突然变窄。接下来就将重点放在降低血钾水平上。降低血钾的方法包括促进血钾进入细胞内或排出体外。促进血钾进入细胞内的方法包括兴奋胰岛素受体（同时应用葡萄糖和胰岛素），β 肾上腺素能受体（应用 β 受体激动剂，如沙丁胺醇等）及改变系统的酸碱平衡状态（应用碳酸氢钠）。将血钾排出体外的方法有增加肠道排钾（应用聚苯乙烯钠结合树脂），肾排钾（通过增加补液量或应用袢利尿剂）。对于急性血钾升高而其他措施无效时，应开始肾替代治疗，如血液透析、连续静脉-静脉血液滤过。

病例 105　女性，75 岁，呼吸急促、恶心、左臂疼痛，有显著的左束支传导阻滞及血脂异常病史

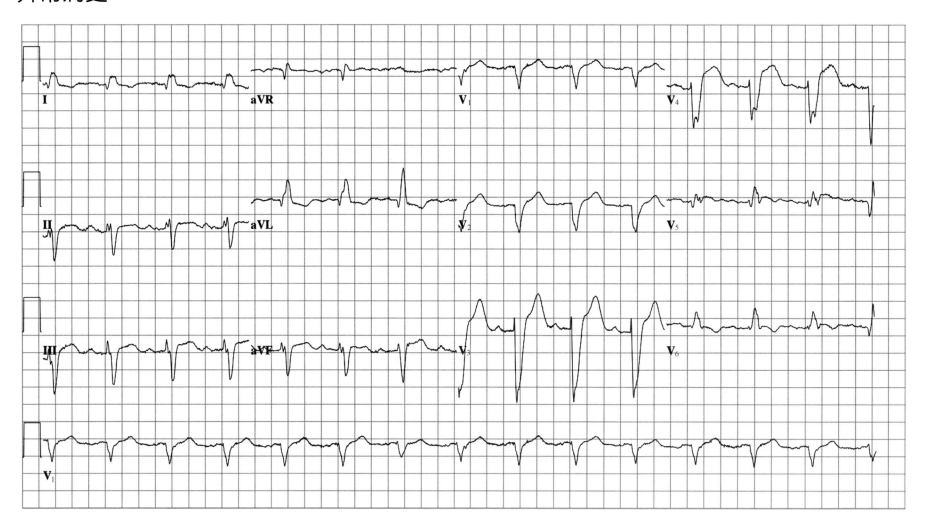

问　题

105-1　分析心电图：哪些异常需引起注意？

答 案

105-1 分析心电图：哪些异常需引起注意？

窦性心律，心率 85 次/分。电轴左偏。PR 间期延长，符合一度房室传导阻滞。QRS 波时限延长＞120ms，I、V_6 导联 R 波宽而有顿挫，前间壁导联呈 rS 型，符合左束支传导阻滞。II 导联 P 波＞120ms 提示左心房肥厚。接下来是对局部缺血的评估：左束支传导阻滞的存在降低了对心肌梗死诊断的敏感性，但心肌梗死仍然是可以诊断的。在不完全性左束支传导阻滞时，ST 段及 T 波偏移方向应与 QRS 波主波方向相反，也就是说，如果 QRS 波主波为正向，则 ST 段和 T 波应倒置。在本例中，下壁导联中的 ST 段及 T 波变化如上所述。I、aVL 导联可见小 Q 波。V_5、V_6 导联 ST 段抬高 1mm，与 QRS 波主波方向相同。这提示了心肌损伤及梗死的存在。

Sgarbossa 等提出了在伴发左束支传导阻滞时诊断心肌梗死的评分系统[1]：

- 至少在 1 个 QRS 波主波正向的导联出现 ST 段抬高≥1mm，记 5 分。

- 在 V_1、V_2 或 V_3 导联出现 ST 段压低≥1mm，记 3 分。

- 在 QRS 波主波负向的导联出现 ST 段明显反向抬高≥5mm，记 1 分。

- ≥3 分诊断急性心肌梗死的特异性为 90％，而敏感性仅为 20％。

[1] Sgarbossa EB，Pinski SL，Barbagelata A，et al. Electrocardiographic diagnosis of evolving acute myocardial infarction in the presence of left bundle—branch block. *New Engl J Med* 1996；334：481-487.

病例 106　女性，87 岁，多次在做家务时出现先兆晕厥

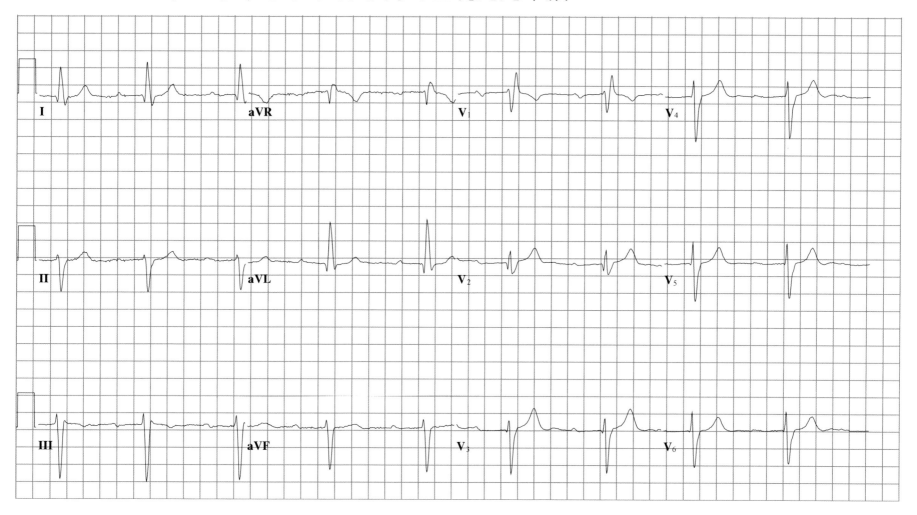

问 题

106-1 分析心电图：是什么节律？

106-2 传导系统的哪部分功能异常？

106-3 该患者是否有起搏器植入适应证？

答　案

106-1　分析心电图：是什么节律？

该心电图示窦性心动过缓，心率 54 次/分。PR 间期延长至 360ms，符合房室传导延迟/一度房室传导阻滞。额面 QRS 波电轴左偏，约 -60°。Ⅱ、Ⅲ、aVF 导联 QRS 波呈 rS 型，Ⅰ、aVL 导联呈 qR 型。这一形态加上电轴左偏符合左前分支阻滞。QRS 波时限延长至 160ms，V_1 导联呈 rSR'，Ⅰ、V_6 导联有宽大的终末 S 波，故可诊断右束支传导阻滞。没有缺血或陈旧性心肌梗死的证据（Ⅰ、aVL、V_2 导联 Q 波是左前分支阻滞的继发性改变），QT 间期亦正常。

106-2　传导系统的哪部分功能异常？

该患者存在房室传导延迟/一度房室传导阻滞、左前分支阻滞、右束支传导阻滞。左前分支阻滞和右束支传导阻滞合并存在称为"双束支阻滞"。当双束支阻滞合并房室传导延迟/一度房室传导阻滞时，有时我们称之为"三分支阻滞"，但这一术语并不严谨，因为房室传导延迟/一度房室传导阻滞可以代表延迟发生在房室结或房室结以下的希浦系统。这通过 12 导联心电图是无法明确的。

106-3　该患者是否有起搏器植入适应证？

心动过缓合并明显的传导系统病变引起症状者是起搏器植入的强适应证。如果患者的症状与心动过缓、传导系统病变无明确相关性，则需进一步进行有创的电生理检查来获取更多信息。

病例 107　男性，37 岁，晕厥

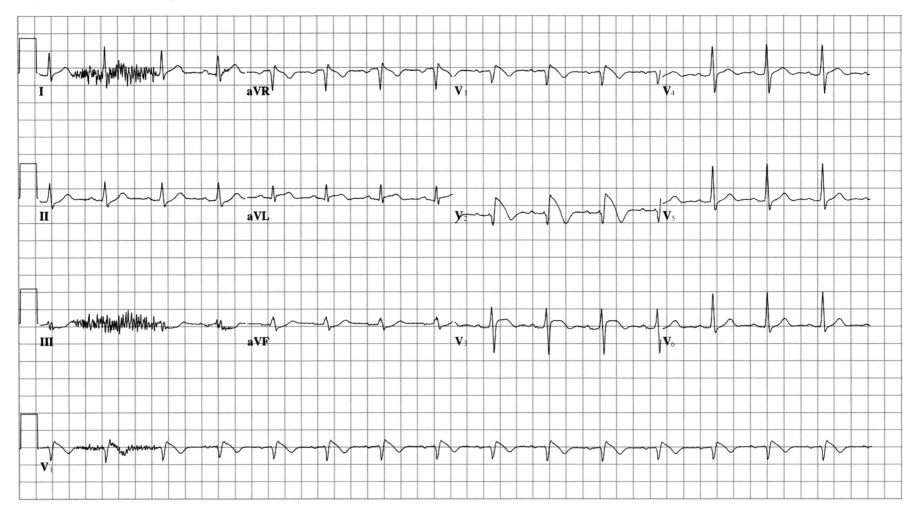

问　　　题

107-1　心电图有哪些异常？

107-2　诊断是什么？

答　案

107-1　心电图有哪些异常？

该心电图呈窦性心律，心率约 90 次/分。电轴和间期正常，没有心脏肥大的证据。Ⅰ、Ⅲ导联及长 V$_1$导联的起始部分存在基线干扰。V$_1$、V$_2$导联 ST 段下斜型抬高（穹窿形）伴 T 波倒置。

107-2　诊断是什么？

与临床相符的 ST 段抬高代表缺血；然而，该例的形态学特征符合 Brugada 波。且为"Ⅰ型 Brugada"波，诊断依据为：在至少 2 个导联存在穹窿型 ST 段抬高≥2 mm 及 T 波倒置。心电图中的Ⅰ型 Bruga-da 波合并≥1 条下列条件即可诊断 Brugada 综合征：有室速或室颤病史、心脏性猝死或 Brugada 心电图家族史、可诱发的室速、晕厥、夜间濒死样呼吸[1]。

---

[1]　Antzelevich C，Brugada P，Borggrefe M，et al．Brugada syndrome：report of the second consensus conference．Circulation 2005；111：659-670．

病例 108　男性，66 岁，主诉"心跳加速"。以下为患者基础状态心电图及两幅发作心电图

发作心电图 2：

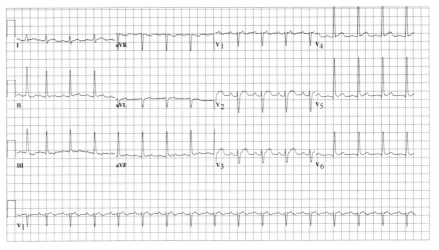

发作心电图 1：

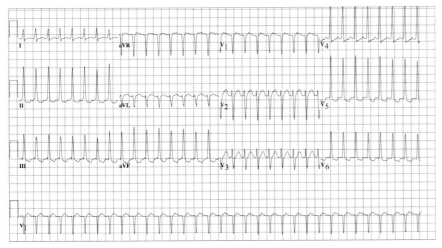

患者基础状态心电图：

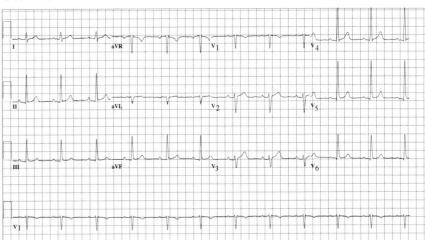

问　　题

108-1　分析心电图。

108-2　该患者心动过速最可能的诊断是什么？

答　案

108-1　分析心电图。

第一幅图示快速、窄 QRS 波心动过速，心率约 200 次/分。RR 间期规整。需鉴别窦性心动过速、房扑、顺向型房室结折返性心动过速、房室折返性心动过速及房速。V_1 导联中可见心房活动紧跟在每一 QRS 波后；然而，仅凭该图仍无法判断传导为顺向还是逆向。因此，该节律诊断为"室上性心动过速"更恰当。做 Valsalva 动作或静脉注射腺苷可产生短暂的房室传导阻滞来明确诊断：如果扑动波或心房活动更明显了，则可诊断房速或房扑。如果发作心律终止了，则可诊断房室结折返性心动过速或房室折返性心动过速。QRS 波电轴正常。V_5、V_6 导联 ST 段下斜型压低反映了快速心率时心内膜下缺血。

第二幅图示心室率减半至 100 次/分。心房冲动每隔一个下传至心室，且心房节律规整，频率约 200 次/分。在前间壁导联心房波直立，而在 I、aVL 导联接近等电位线。

最后一幅图是基础状态心电图，各项均正常。最值得注意的是窦性 P 波与前两幅图的 P 波差异较大。

108-2　该患者心动过速最可能的诊断是什么？

该心动过速最可能是房速，由最初的 1：1 下传到后来的 2：1 阻滞。对房速来说，该例中的心房率和异常 P 波形态均较典型。

病例 109　女性，35 岁，恶性肿瘤史，多柔比星治疗，随访心电图如下

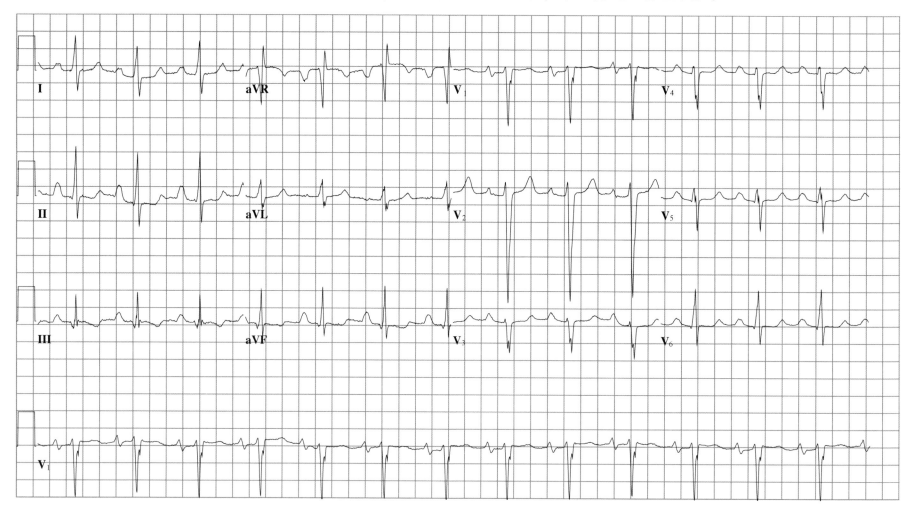

问　　　题

109-1　心电图有哪些异常？

109-2　双心房病变的鉴别诊断有哪些？

答　案

109-1　心电图有哪些异常？

心电图示正常窦性心律，心率 80 次/分。电轴正常。QRS 波时限正常。存在一度房室传导阻滞（PR 间期＞200ms）。左心房异常：Ⅱ 导联 P 波增宽＞120ms，V_1 导联 P 波双向，终末负向波时限＞40ms、深度＞0.1mV。另外，亦达到两条诊断右心房异常的标准：Ⅱ 导联 P 波振幅＞0.25mV，V_1 导联 P 波振幅＞0.15mV。

109-2　双心房病变的鉴别诊断有哪些？

经典的双房异常的病因包括心脏瓣膜疾病、心内分流性疾病、扩张型心肌病及限制型心肌病等。

病例 110　男性，70 岁，患缺血性心肌病行 ICD 植入术后，出现数次 ICD 放电。以下为该事件再发时记录的 12 导联心电图

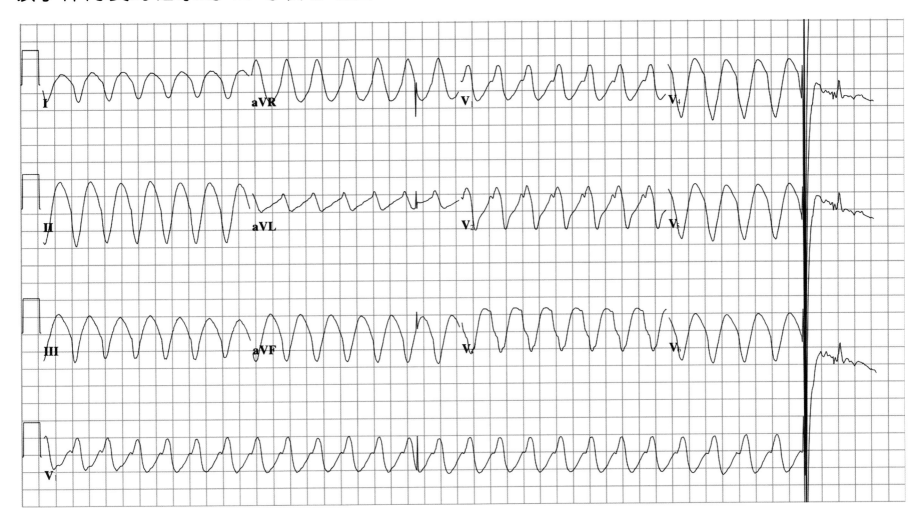

110-1　心电图说明什么？

110-2　怎样对该患者进行评估？

答案

110-1　心电图说明什么？

该心电图的大部分为单形性宽 QRS 波心动过速，心率>160 次/分。下壁导联、Ⅰ 导联 QRS 波电轴负向，aVR 导联电轴正向——即所谓的额面电轴位于西北象限的"极度右偏"（无人区电轴）。鉴别诊断包括室性心动过速（室速）和室上性心动过速（室上速）伴差异性传导。考虑到无人区电轴及缺血性心肌病病史，该心律失常更符合室速。使用 Brugada 标准[1]来区分室速和室上速：

1. 评估胸导联是否存在 RS 波（如右图所示）。在本例中，V_2 导联存在 RS 波。如果没有 RS 波存在，应诊断室速。

2. 在有 RS 波的导联，如果从 R 波起始至 S 波最低点之间时限>100ms，则可诊断室速，该病例即是如此。这一标准代表初始心室去极化的缓慢传导，这发生在除极是通过心室肌而不是正常的希氏束-浦肯野系统时。

其他的 Brugada 标准用于评估房室分离及异常 QRS 波形态。既然本例已诊断室速，那么则无须再应用其他的 Brugada 标准。

在心电图的最后，可见一脉冲波后恢复窄 QRS 波节律。这一脉冲波是由患者的 ICD 发放的。

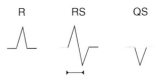

R、RS、QS 波图示。RS 波下线段代表从 R 波起始至 S 波最低点之间的水平距离

110-2　怎样对该患者进行评估？

ICD 放电可以是适当放电以治疗恶性室性心律失常（如本例），亦可以是 ICD 设备将室上速误判为室速的不适当放电或无适应证放电[2]。通过程控询问 ICD 进行鉴别是不可替代的。为确保该患者 ICD 的适当放电，应纠正任何电解质紊乱，治疗现有的心肌缺血。如果对这两项可逆性因素的评估和治疗到位，那么抗心律失常治疗或 ICD 程控就能减少未来 ICD 的放电次数。

[1]　Brugada P，Brugada J，Mont L，et al. A new approach to the differential diagnosis of a regular tachycardia with a wide QRS complex. Circulation 1991；83：1649-1659.

[2]　Gehi AK，Mehta D，Gomes JA. Evaluation and management of patients after implantable cardioverter-defibrillator shock. *J Am Med Assoc* 2006；296：2839-2347.

病例 111　男性，67 岁，有严重吸烟史，因呼吸衰竭入住重症监护治疗病房（ICU）

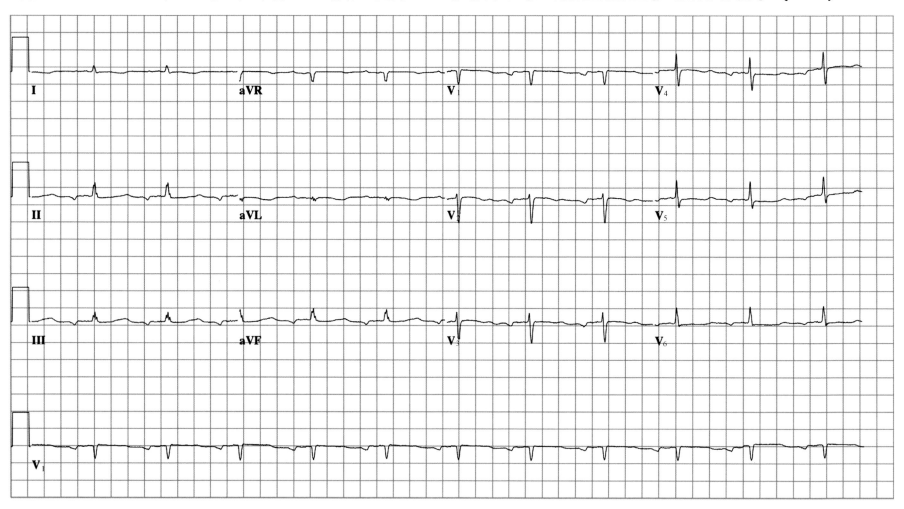

问　　题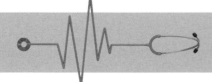

111-1　心电图有哪些异常？是什么节律？

111-2　电压异常的鉴别诊断有哪些？

答　案

111-1　心电图有哪些异常？是什么节律？

心率 66 次/分，每个 QRS 波前均有 P 波；但 P 波形态异常——Ⅰ 导联近等电位线，Ⅱ、aVF 导联倒置。这是异位心房节律。电轴正常，QRS 波低电压。低电压诊断标准为 QRS 波电压在所有肢体导联＜0.5mV，在所有胸前导联＜1mV。QT 间期延长，大于 RR 间期的二分之一。有非特异性的广泛 T 波低平。

111-2　电压异常的鉴别诊断有哪些？

低电压是由于电信号从心肌到心电图导联之间传导受阻所致，包括皮下水肿、肥胖、肺气肿的肺过度充气、心包积液、心肌炎及心肌水肿、浸润性心肌疾病（如淀粉样变性、血色病及结节病等）。对该患者来说，QRS 波群低电压的可能原因包括体液潴留引起的皮下水肿，与肺气肿和机械通气相关的肺过度膨胀。

病例 112　54 岁住院患者

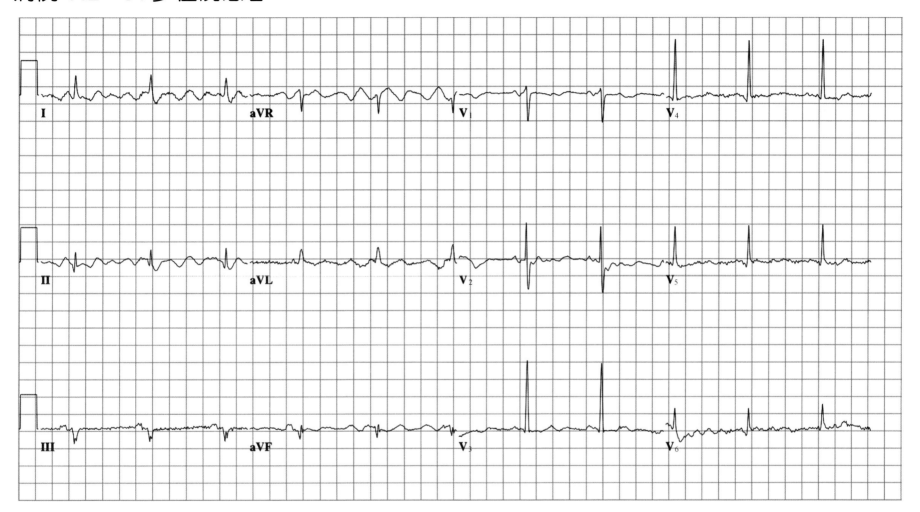

问　　题

112-1　分析心电图。

112-2　鉴别诊断有哪些？

答　案

112-1　分析心电图。

乍一看，这幅心电图呈杂乱的无规律节律；然而，P 波可在 V_1 和 Ⅲ 导联清楚辨认，因此这看似杂乱的"节律"实际上是基线干扰。电轴正常，无心腔扩大。可见非特异性 T 波改变。

112-2　鉴别诊断有哪些？

尽管初始判断像房性心律失常，但仔细辨认后可诊断基线干扰。回想一下，Ⅰ、Ⅱ、Ⅲ 导联记录包括左上肢、右上肢和左下肢在内的肢体导联联合产生的电信号。而 Ⅲ 导联（记录左上肢、左下肢之间的电信号）无基线干扰，通过排除法可以看出基线干扰的来源应为右上肢。帕金森震颤或有意活动可引起这些干扰。典型的帕金森震颤频率为 6Hz，其对应干扰频率大约 6 次/秒。而该患者心电图中基线干扰"率"约为 5 次/秒（用 1s 除以 200ms）。

病例 113　男性，77 岁，静息时出现头晕和呼吸困难

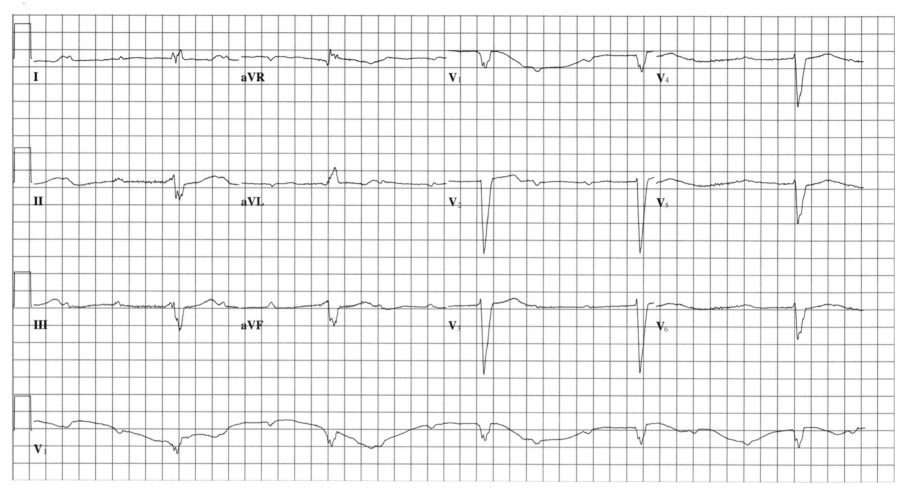

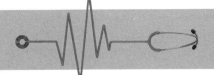

问　　题

113-1　分析心电图：诊断是什么？

113-2　逸搏心律的来源是什么？

113-3　下一步应怎样处理？

答　案

113-1　分析心电图：诊断是什么？

P 波清晰，频率约 75 次/分，尽管有基线干扰但长导联上最清楚。P 波在 Ⅱ 导联上直立，在 V₁ 导联双相，符合窦性 P 波。QRS 波增宽（约 160ms），形态不符合左/右束支传导阻滞。心室率很慢，约 30 次/分。P 波和 QRS 波无相关性，且心房率快于心室率。因此，完全性房室传导阻滞可以诊断。

113-2　逸搏心律的来源是什么？

QRS 波形态和心室率都符合典型的室性逸搏心律。起源于房室结的逸搏心律通常 QRS 波群较窄（除非之前就存在传导系统疾病），心率通常为 50～60 次/分。在希氏束-浦肯野系统中，逸搏的起源位置越低，心率越慢。

113-3　下一步应怎样处理？

该患者存在完全性传导阻滞、宽 QRS 波室性逸搏伴严重症状，有起搏器植入指征。在植入永久起搏器前，可先行床旁经静脉植入临时心脏起搏器。

病例 114　病例 113 中的 77 岁男性患者，治疗后心电图

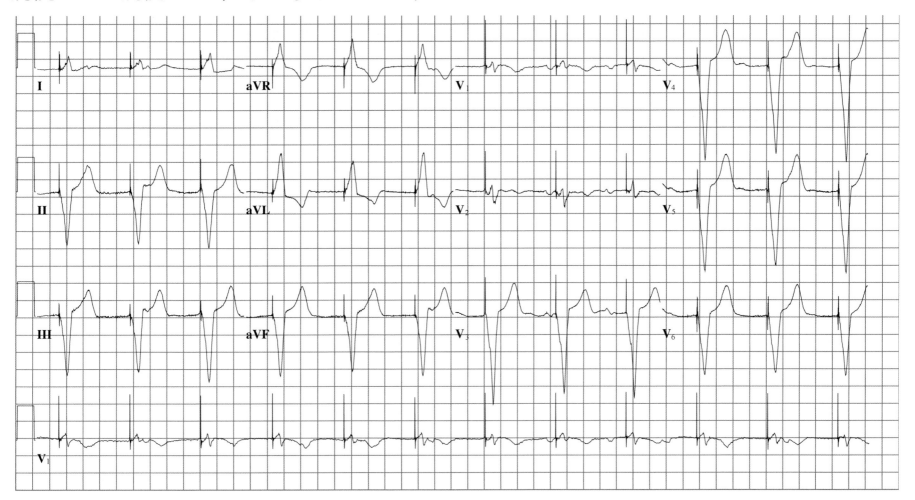

问 题

114-1　分析心电图。

114-2　分析心电图中心房和心室之间的相互关系。

答　案

114-1　分析心电图。

心室率 70 次/分，节律规整。窦性频率大约 80 次/分。仔细观察长程导联可以发现 P 波仍和 QRS 波缺乏相关性，因此完全性房室传导阻滞仍然存在。然而，心室律呈宽 QRS 波，电轴左偏，而且每一 QRS 波起始均有起搏器发放脉冲。与预期的心室起搏相符，ST 段和 T 波与 QRS 波主波方向相反。

114-2　分析心电图中心房和心室之间的相互关系。

在上一病例中，心房和心室活动无相关性。植入起搏器后，心室率增加，但心房冲动与心室冲动仍完全无关。这一心电图表现说明起搏器植入并没有将引起完全性传导阻滞的传导系统"修好"。床旁进行的经静脉临时起搏器植入术为单电极植入右心室，而永久起搏器通常在右心房和右心室均植入电极。通过植入右心房-右心室双电极导线的永久起搏器可以实现房室同步，使心房、心室顺序起搏。

病例 115 男性，78 岁，胸部压迫感、呼吸困难，需正性肌力药物治疗

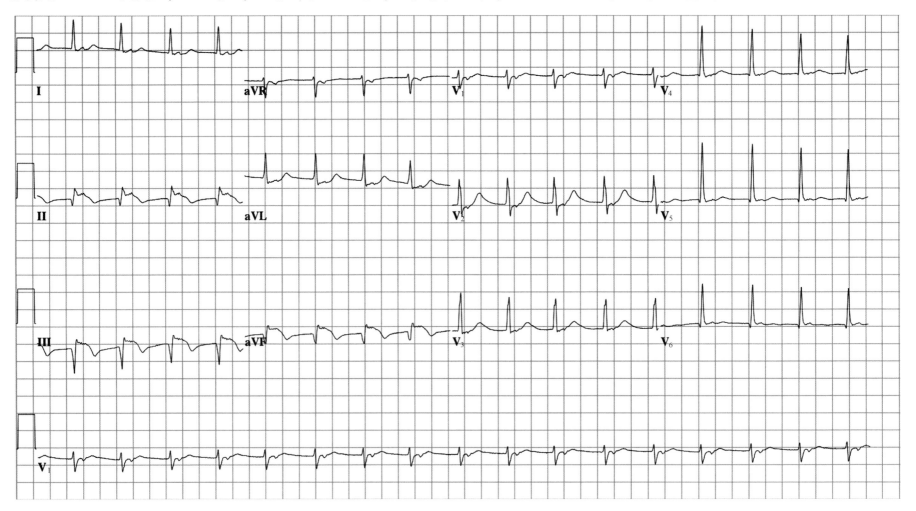

问　题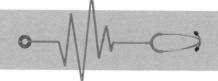

115-1　是什么节律？

115-2　有什么其他异常？

答　案

115-1　是什么节律？

　　该图示心动过速，心律规整，心率约 100 次/分。QRS 波窄。可见 P 波隐藏在 ST 段内（右图中用星号标记）；Ⅱ、Ⅲ、aVF 导联 P 波倒置，代表心房除极为自下而上。RP 间期（从 R 波到下一 P 波之间的距离，如右图所示）短于 PR 间期（从 P 波到下一相邻 R 波之间的距离，如右图所示），因此，我们可以将其归类于短 RP 间期心动过速。需鉴别的是 PR 间期极度延长的房速、房室结/房室折返性心动过速、加速性交界区心动过速。折返性心动过速和房速的心率通常比本例要快，且 PR 间期如此长的房速比较少见。结合下述的心电图的其他异常，最可能的诊断是加速性交界区心律伴逆向心房激动，这样可解释 P 波。

115-2　有什么其他异常？

　　下壁Ⅱ、Ⅲ、aVF 导联可见病理性 Q 波、ST 段抬高、T 波倒置。aVL 导联有轻微 ST 段压低，与下壁心肌缺血相反。急性心肌梗死和强心药使用时发生心律失常很常见。对本例来说，治疗心肌缺血及停止强心药的使用可使心律失常终止。

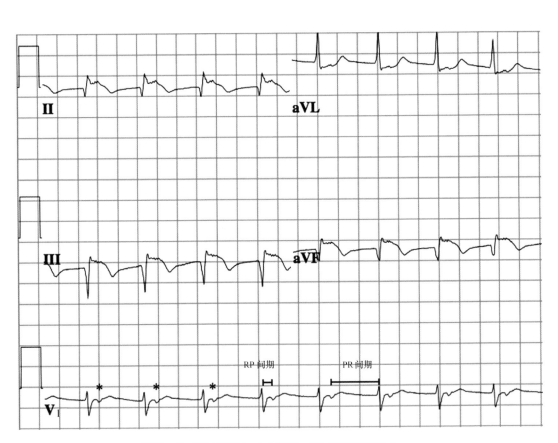

逆行 P 波用星号标记，RP 间期、PR 间期如图所示

病例 116 病例 115 中的 78 岁男性患者，现在的心电图如下

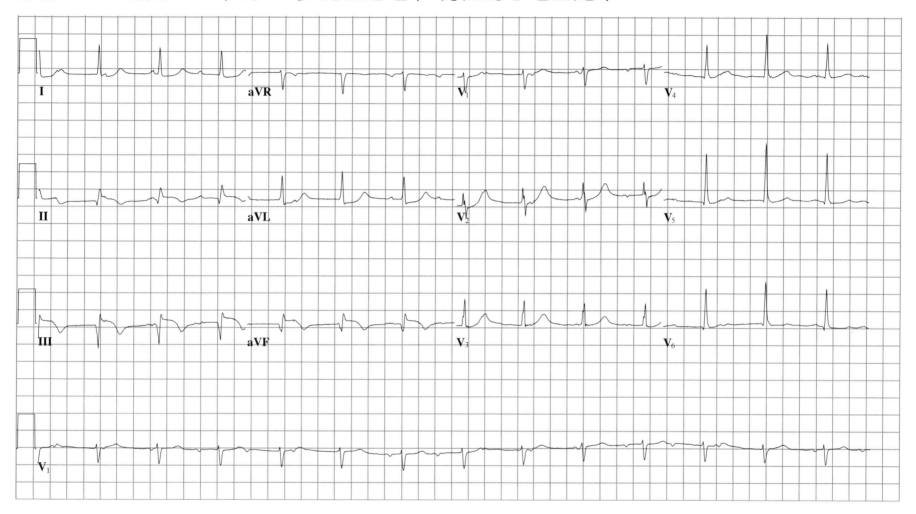

问　　题

116-1 是什么节律？

答　　案

116-1　是什么节律？

目前该患者呈窄 QRS 波心律，心率稍减慢，约 80 次/分。RR 间期规整。在 V₁ 导联可以最清楚地观察到窦性 P 波（如下图中星号标记），频率约 100 次/分。P 波和 QRS 波无明显相关性。因此，诊断应为完全性房室传导阻滞伴加速性交界区心律（交界区逸搏心律本身频率通常应接近于 40～60 次/分）。下壁导联 ST 段抬高持续存在。

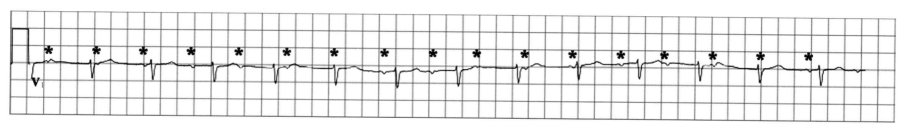

示完全性房室传导阻滞。P 波以星号标记。QRS 波频率、节律均与 P 波不同

病例 117　男性，50 岁，无心脏病史，择期腹股沟疝修补术前心电图检查

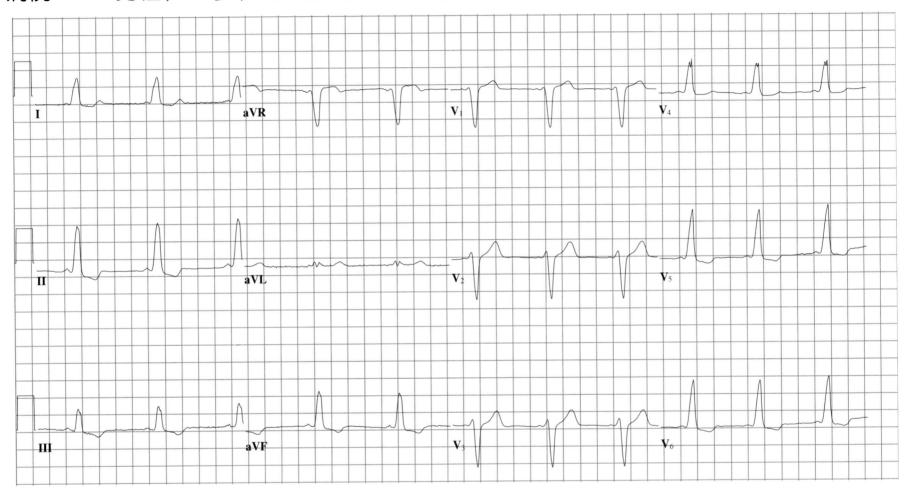

问　题

117-1　心电图有哪些异常？诊断是什么？

答　　案

117-1　心电图有哪些异常？诊断是什么？

　　心室率 66 次/分。每一 QRS 波前均有一 P 波，两者一一对应。Ⅰ、Ⅱ、aVF 及 V$_6$ 导联 P 波直立，提示窦房结起源。然而，在某些导联 PR 间期短至 100ms，QRS 波很宽，超过 3.5 个小格（140ms）。乍一看，该图像宽 QRS 波左束支传导阻滞，V$_1$ 导联 rS 波，Ⅰ、V$_6$ 导联单向 R 波。然而，考虑到 PR 间期缩短，进一步观察可在大部分导联见到预激波，提示该宽 QRS 波是预激（Wolff-Parkinson-White 型）而不是传统的左束支传导阻滞。QRS 波电轴和 QT 间期均正常。下壁及侧壁导联可见 ST 段压低及 T 波倒置，这与心室预激时异常除极相关。

病例 118　女性，76 岁，乳腺癌转移伴呼吸困难。发作时心电图及基础心电图如下

发作时心电图：

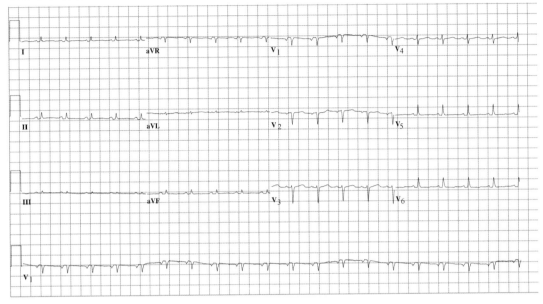

基础心电图：

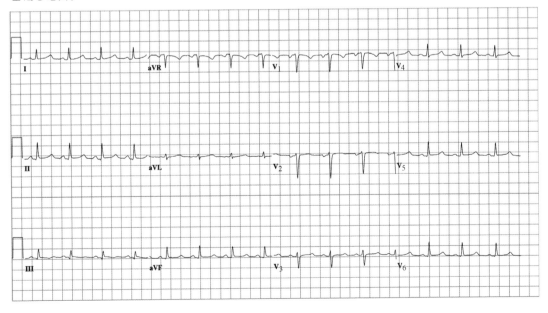

问 题

118-1 转移癌患者出现呼吸困难的鉴别诊断是什么？

118-2 心电图有哪些异常？

118-3 应考虑什么诊断？用哪些床旁方法可验证诊断推测？

答　　案

118-1　转移癌患者出现呼吸困难的鉴别诊断是什么？

转移癌患者的呼吸困难需鉴别很多。肿瘤相关的神经及神经-肌肉接头处功能紊乱会引起呼吸困难。可能存在癌症本身、副癌综合征或营养不良所致的呼吸肌功能紊乱。胸腔积液、张力性腹水及心包积液至心脏压塞均需考虑。用于治疗乳腺癌的化疗药物，特别是蒽环类和曲妥珠单抗，也会引起心肌损害。其他可能的原因包括肺栓塞、恶性肺实质浸润、感染及贫血等。

118-2　心电图有哪些异常？

该心电图示窦性心动过速，心率 120 次/分。电轴及间期正常。低电压，其定义为肢体导联 QRS 波＜0.5mV，胸前导联 QRS 波＜1mV；或者相较于基础心电图电压显著降低。T 波广泛低平，应描述为非特异性 T 波异常。肢体导联上有轻微的 PR 段压低，与之相对的是 aVR 导联 PR 段抬高，这提示心房损伤电流的存在。

118-3　应考虑什么诊断？用哪些床旁方法可验证诊断推测？

转移癌患者出现劳力性呼吸困难、心电图低电压、窦性心动过速应警惕心脏压塞。患者急性发作心脏压塞时（如急性创伤）通常会引起低血压、休克。相反，恶性肿瘤相关心脏压塞更隐匿、呈亚急性病程。随时间推移，心包可延伸以容纳大量液体。当达临床极限，心包内压力超过心内压力时，则心脏舒张容积和排血量均受限。床旁查到奇脉可为诊断提供重要支持，而经胸超声心动图检查可明确诊断。优选治疗应在保证静脉容量负荷的情况下行紧急心包穿刺术。

病例 119　女性，85 岁，主诉"心脏漏搏"

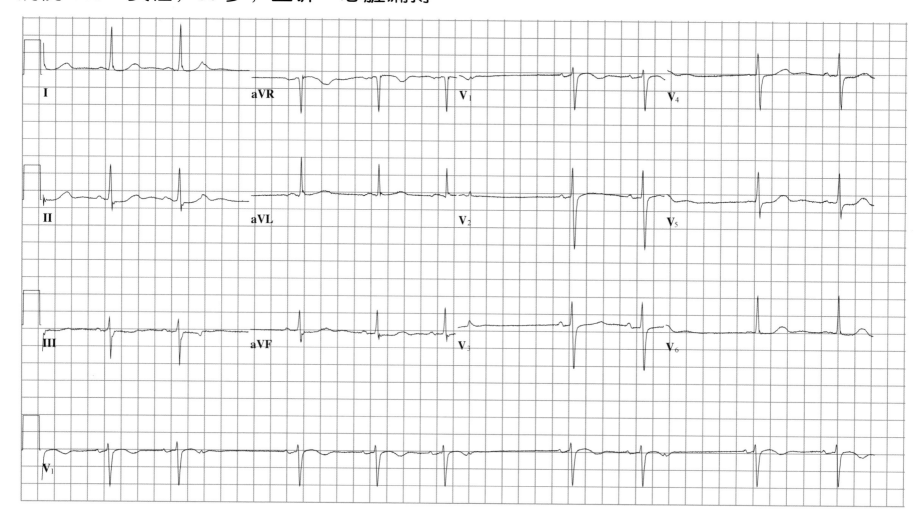

问　　题

119-1　分析心电图。

119-2　解释"心脏漏搏"。

119-1 分析心电图。

心电图示窦性心律伴数次停搏。电轴及间期正常，未见缺血及心腔扩张表现。

119-2 解释"心脏漏搏"。

停搏需鉴别房室传导阻滞、窦性停搏、窦房传导阻滞及房早未下传。仔细观察全部 P 波及其前的 T 波即能明确诊断。在该心电图中，每一次停搏前的 T 波均包含一个尖锐顿挫，其代表一个未下传的 P 波（如下图所示）。相较于基础窦性心律，该 P 波提前出现，因此，停搏应为未下传的房早。

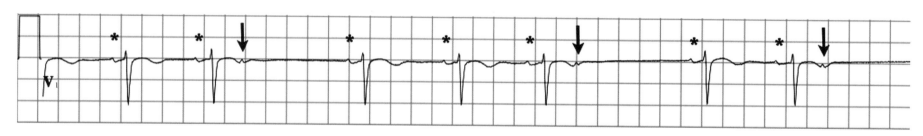

窦性 P 波用星号标记，未下传的心房冲动用箭头标记。每一个未下传的心房冲动后都有一个代偿间歇

病例 120　男性，65 岁，陈旧性前壁心肌梗死病史，现出现心悸

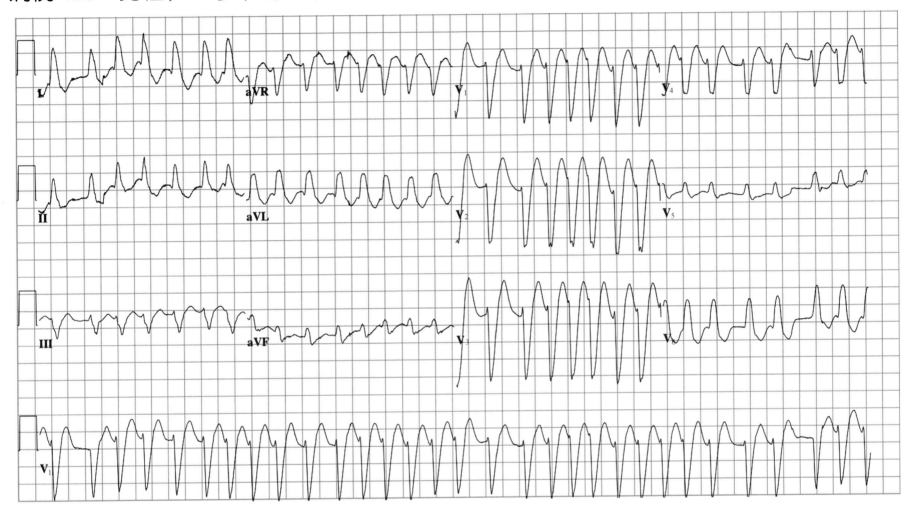

问　　题

120-1　分析心电图。

120-2　患者发作时，心率快、血压 130/70mmHg，你会怎样处理？

答　案

120-1　分析心电图。

该心电图示心律绝对不齐的宽 QRS 波心动过速，频率约 186 次/分。无明显的心房电活动。QRS 波时限 140ms 并呈左束支传导阻滞 (LBBB) 形（V₁ 导联小 r 波、宽 S 波，Ⅰ、V₆ 导联宽 R 波）。鉴别室速和室上速困难。室速很少像该例这样不规律。考虑到 QRS 波形态符合典型的左束支传导阻滞，该诊断应为房颤合并快速心室率及左束支传导阻滞。

120-2　患者发作时，心率快、血压 130/70mmHg，你会怎样处理？

患者最本质的心律是房颤。鉴于患者血流动力学稳定，故目前最明智的做法是用药物控制心室率。β 受体阻滞剂或钙通道阻滞剂可用于初始治疗。β 受体阻滞剂慎用于严重阻塞性肺疾病的患者，而钙通道阻滞剂慎用于存在心力衰竭的患者。

病例 121　女性，35 岁，被发现倒在暴雪中

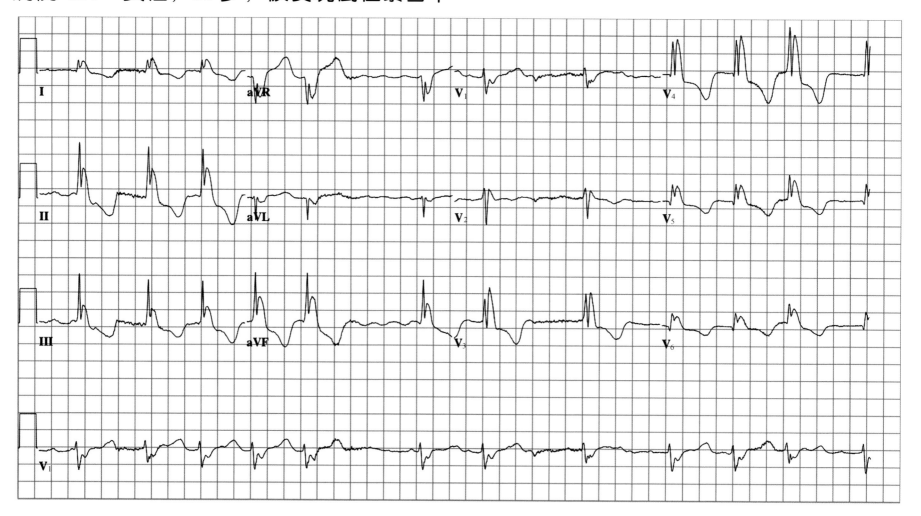

问　题

121-1 分析心电图。

121-2 对心电图异常进行鉴别诊断。

答 案

121-1 分析心电图。

该心电图示心律绝对不齐，心率 72 次/分。未见明显心房活动，代之以粗糙的 f 波，aVF 导联最明显，符合房颤。QRS 波电轴正常。前壁、侧壁、下壁导联可见 ST 段压低及 T 波倒置。QRS 波增宽，其后在 J 点处可见一明显的圆形正向波（如下图所示），符合巨型 Osborn 波特征，有时也称为 J 波。

121-2 对心电图异常进行鉴别诊断。

Osborn 波通常与低体温相关[1]。其他报道的相关因素包括中枢神经系统损伤、高钙血症、接触毒物（包括使用可卡因和抗精神病药物）等[2]。

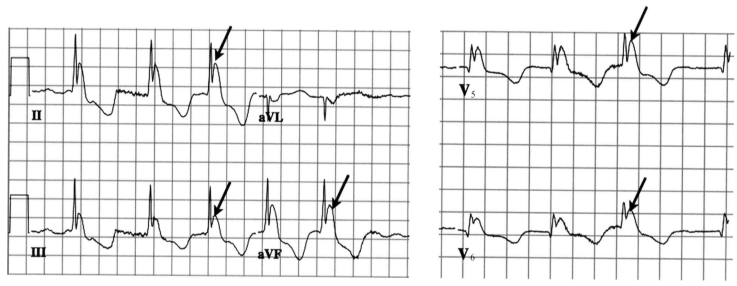

J 点圆形抬高符合 Osborn 波

[1] Hurst JW. Naming of the waves in the ECG, with a brief account of their genesis. *Circulation* 1998；98：1937-1942.

[2] Dutto L，Allione A，Ricca M，et al. A spiked arrowhead in severe hypothermia：the Osborn wave. *BMJ Case Rep* 2009. Epub 6 Mar 2009.

病例 122　女性，79 岁，出现晕厥

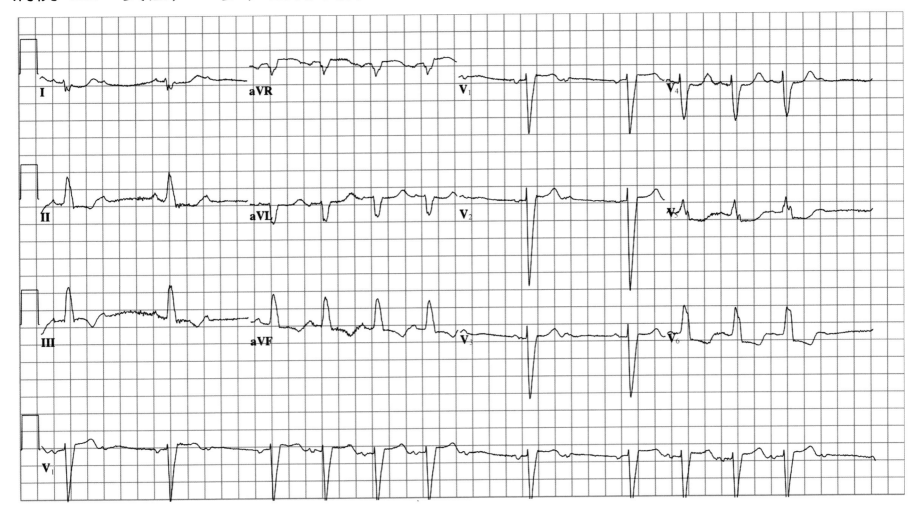

问 题

122-1 诊断是什么?

122-2 推荐什么治疗?

答　案

122-1　诊断是什么?

心电图示窦性心律,心率约 100 次/分。大部分 P 波下传,而部分 P 波未下传(如下图箭头所示)。在未下传的 P 波前所有下传的 P 波 PR 间期相同、无变化。可诊断莫氏 Ⅱ 型房室传导阻滞。另外,还存在左束支传导阻滞,进一步证实了明显传导系统疾病的存在。

122-2　推荐什么治疗?

有症状的莫氏 Ⅱ 型房室传导阻滞是起搏器植入的适应证。在本例中,因患者存在进展为完全性房室传导阻滞的可能性大且存在晕厥症 状,应尽快行起搏器治疗。

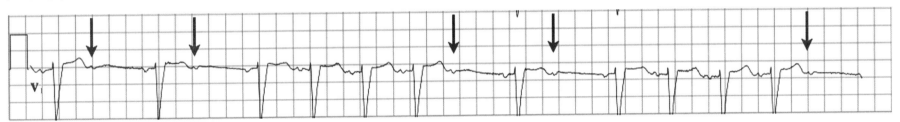

莫氏 Ⅱ 型房室传导阻滞,未下传 P 波以箭头标记。未下传 P 波前的 PR 间期恒定、无延长。如果可见 PR 间期延长,则可诊断莫氏 Ⅰ 型或文氏阻滞

病例 123　女性，82 岁，因败血症收入 ICU，昨天开始行氟哌啶醇镇静，现心电图如下

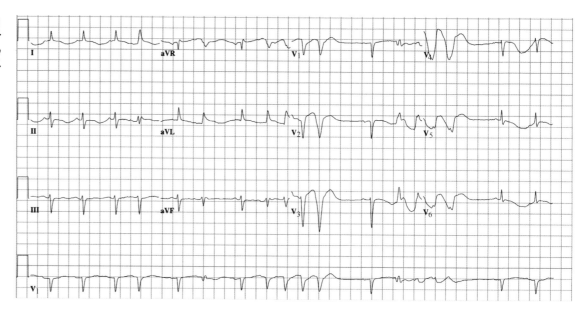

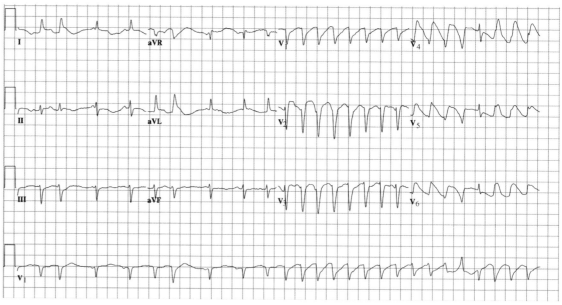

问 题

123-1 分析心电图：是什么节律？

123-2 怎样处理该心律失常？

答　案

123-1　分析心电图：是什么节律？

这个心电图比较复杂，需要系统分析。首先，心率：整个图中，RR 间期是变化的，因此，要评估整体心率最好数一下长导联 10s 内的 QRS 波个数，再乘以 6。对第一幅图来说，用这种方法算得的心率为 108 次/分；第二幅图的心率为 150 次/分。有两种不同的节律：一种宽 QRS 波、一种窄 QRS 波。第一幅图的前 3 次心搏为窦性，心率约 100 次/分，Ⅱ 导联每一 QRS 波前均有清晰的 P 波。第四搏为房性期前收缩，其后紧跟一窦性心搏。因此，该心电图中至少一部分是窦性心律。第一幅图的中间部分示短阵宽 QRS 波心动过速，QRS 波形态存在细微变化。其后依次是一次停搏、一次窦性心搏、另一形态可变的宽 QRS 波短阵心动过速、又一停搏及两次窦性搏动。QT 间期明显延长，伴深大倒置 T 波，在 Ⅰ、Ⅱ、V₄ 导联最明显。第二幅图类似，由窦性心律伴房性早搏、室性早搏开始。后半部分为长程宽 QRS 波心动过速，QRS 波形态及电轴可变——多形性室速。现在，再观察窦性心搏，最好在第一幅图中看：电轴左偏。在 Ⅱ 导联最直观，QT 间期延长至近 600ms。窦性心搏的 T 波倒置。值得注意的是 QT 间期取决于 RR 间期：长间歇后 QT 间期延长尤其明显，这一现象在第一幅图 V₄～V₆ 导联的倒数第二个 QRS 波最明显。

总结一下：在 QT 间期极度延长的情况下可见数段伴电轴变化的多形性室速。这种形态的多形性室速又叫作"尖端扭转型室速"。其通常起始于一次早搏，终止于长间歇，引起 QT 间期进一步延长，就像本例一样。

123-2　怎样处理该心律失常？

引起 QT 间期延长及多形性室速的原因包括：电解质紊乱（低钾血症、低钙血症、低镁血症）、药物作用（抗精神病药物、美沙酮、喹诺酮及大环内酯类抗生素）及遗传异常。电解质紊乱应矫正并立即停服药物。即使不存在低镁血症，输注镁也可使室速终止。考虑到心率越慢（RR 间期越长）时 QT 间期越长，故 β 受体激动剂或经静脉临时起搏可用于防止心动过缓的发生。如果室速持续且血流动力学不稳定，则应启动高级生命支持（ACLS）。

病例 124　22 岁复杂发绀型先天性心脏病患者的随访心电图如下

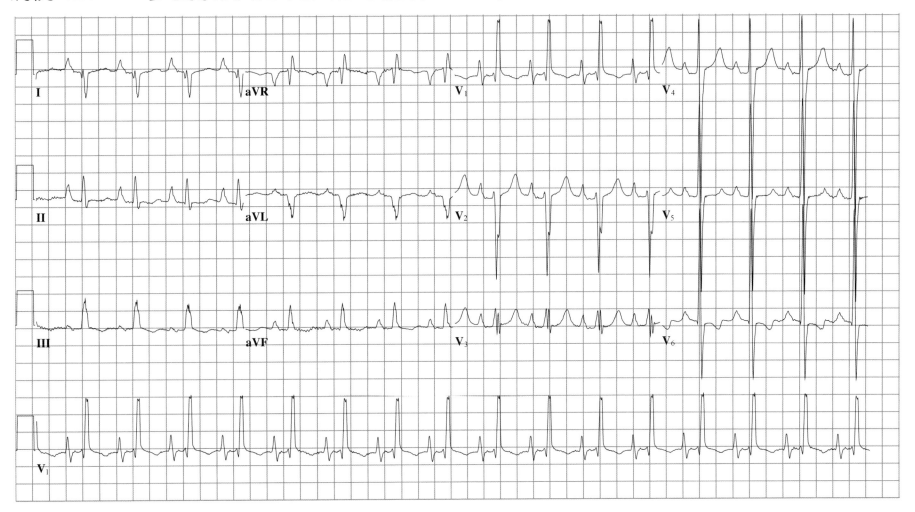

问 题

124-1 心电图有哪些异常？

124-2 哪些心电图征象提示双心室肥厚？

答　　案

124-1　心电图有哪些异常？

该图示正常窦性心律，心率约 100 次/分，电轴右偏。QRS 波呈右束支传导阻滞图形（V_1 导联呈 RSR′ 型）。另存在左、右心房异常，左心室肥厚（LVH）及右心室肥厚。

124-2　哪些心电图征象提示双心室肥厚？

胸前导联电压达左心室肥厚标准，加上电轴右偏或 V_1 导联高 R 波，提示存在双心室肥厚。右心室肥厚与左心房扩大并存也有提示作用。该患者患法洛四联症，存在肺动脉高压和艾森门格综合征。法洛四联症包括室间隔缺损、主动脉骑跨、肺动脉狭窄和右心室肥厚。

病例 125　男性，18 岁，自觉乏力

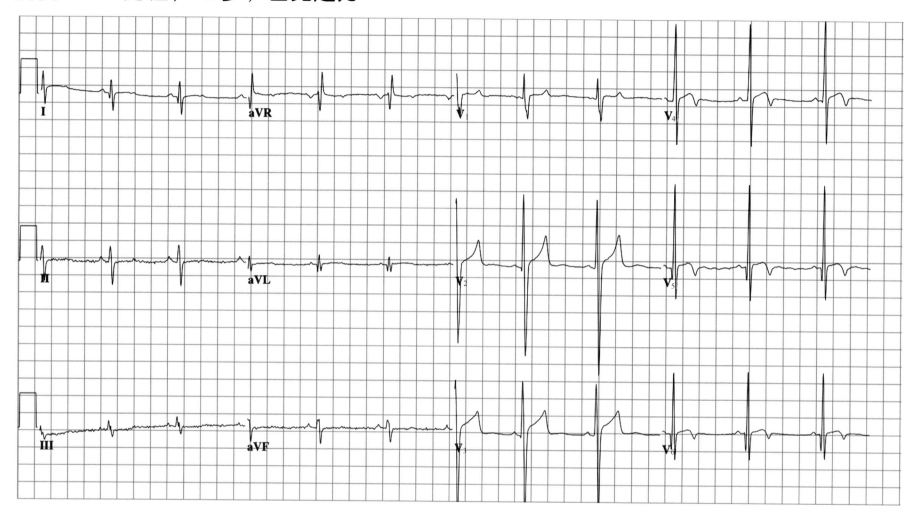

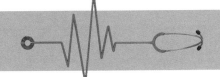

问　　题

125-1　分析心电图。

125-2　V_1 导联高 R 波如何鉴别诊断？

125-3　哪种全身性疾病会引起该心电图表现？

答　案

125-1　分析心电图。

窦性心律，心率 70 次/分。QRS 波电轴西北象限，约—120°。Ⅰ、aVL、V_5 及 V_6 导联可见窄 Q 波，$V_4 \sim V_6$ 导联 T 波双相。V_1、V_2 导联高 R 波。

125-2　V_1 导联高 R 波如何鉴别诊断？

V_1 导联高 R 波可继发于右心室肥厚、后壁心肌梗死或预激（Wolff-Parkinson-White）综合征。V_1 导联高 R 波也是肌营养不良症心脏受累的特征性表现。

125-3　哪种全身性疾病会引起该心电图表现？

该患者患有肌营养不良症，该病可累及心肌及心脏传导系统使之纤维化，特征性地分布于基底部，导致本例所示的电轴异常、R 波递增不良及侧壁窄 Q 波。超声心动图可用于判断心脏收缩功能并指导心力衰竭的正确治疗。

病例 126　男性，78 岁，出现左手无力 30s 的短暂性脑缺血发作（TIA），既往有冠心病史

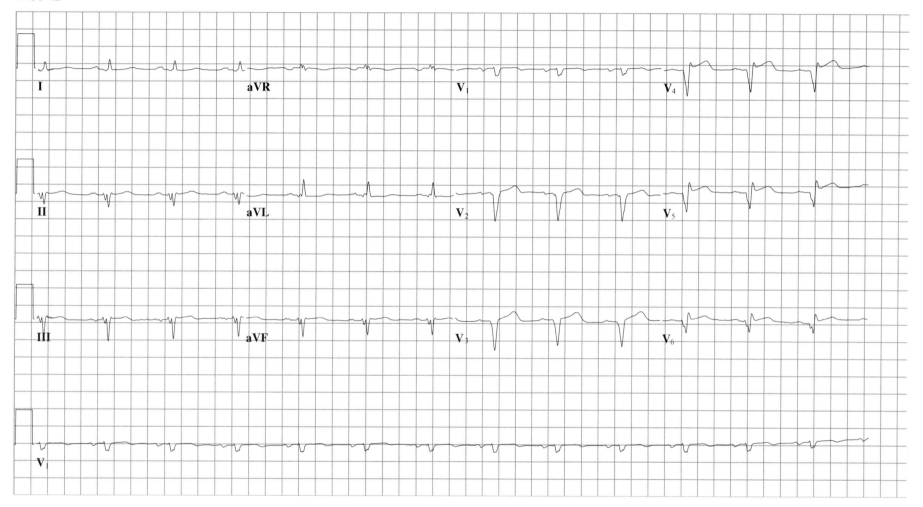

问 题

126-1 分析心电图异常。

126-2 对心电图的异常进行鉴别诊断，提示 TIA 发作可能原因的线索是什么？

答　案

126-1　分析心电图异常。

窦性心律，心率接近 80 次/分。Ⅰ 导联 QRS 波群正向，Ⅱ、aVF 导联 QRS 波群负向伴电轴左偏。上肢导联 PR 间期正常，为 200ms。QRS 波群增宽至 120ms，既不符合右束支传导阻滞图形，也不符合左束支传导阻滞图形，因而诊断为非特异性室内传导阻滞。在 V$_2$～V$_6$ 前壁导联出现宽的病理性 Q 波，V$_4$～V$_6$ 导联 ST 段抬高 2mm 伴 T 波直立。

126-2　对心电图的异常进行鉴别诊断，提示 TIA 发作可能原因的线索是什么？

心电图上 ST 段抬高的鉴别诊断包括缺血和多种其他原因，包括复极异常、心包炎、电解质紊乱和左心室室壁瘤[1]。在本例患者，ST 段抬高而无胸痛症状，心电图上出现 Q 波、ST 段抬高、T 波直立，综合考虑应为左心室室壁瘤，并经过心脏超声检查证实。室壁瘤可引起血流停滞和血栓形成，一旦发生栓塞则可引起 TIA 发作或卒中。

[1]　Wang K，Asinger RW，Marriott HJL. ST-segment elevation in conditions other than acute myocardial infarction. New Engl J Med 2003；349；2128-2135.

病例 127 男性，55 岁，心脏停搏后接受低温治疗

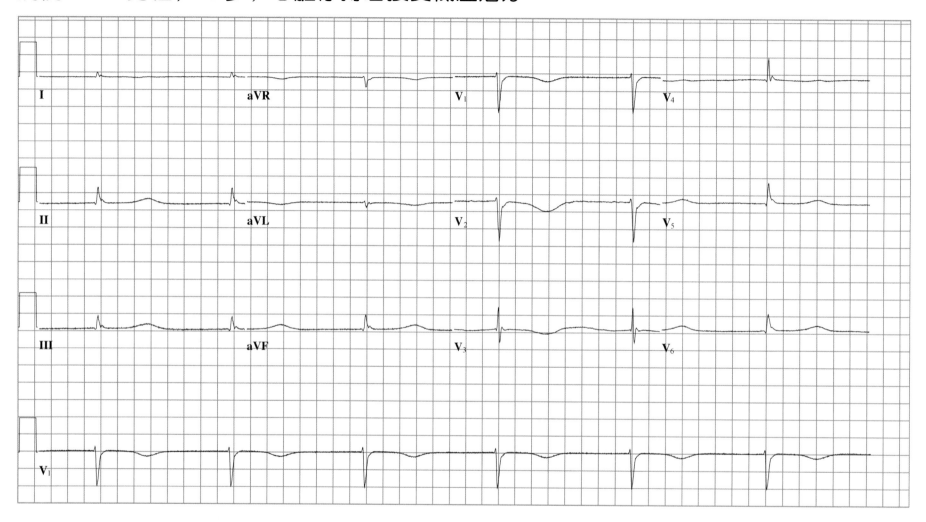

问 题

127-1 分析心电图异常。此心电图是什么节律？

127-2 根据此份心电图能确定有多少种心电图异常？

答　案

127-1　分析心电图异常。此心电图是什么节律？

心电图显示了正常窄 QRS 波心动过缓，心率 36 次/分。无心房电活动。此心脏节律的鉴别诊断有窦性停搏（窦房结活动完全停止）伴缓慢交界区逸搏心律，或是潜在的房颤（细颤）伴完全性心脏传导阻滞和交界区逸搏心律。此病例支持窦性停搏的诊断，因为在 QRS 波群之间的等电位线中没有房颤波的证据。QRS 波电轴正常。肢体导联低电压（所有肢体导联低于 0.5mV），但是胸前导联未达到低电压的标准（所有胸前导联低于 1mV）。QT 间期明显延长，接近 800ms（未校正心率）。V$_1$～V$_3$ 导联出现 T 波倒置。

127-2　根据此份心电图能确定有多少种心电图异常？

5 个容易识别的异常心电图表现是窦性停搏、交界区心动过缓、QT 间期延长、T 波倒置和肢体导联低电压。仔细观察会发现图中第六个不易察觉的心电图异常表现是 QRS 波群终末部分出现一个顿挫波（见右图），从基线偏离形成正向圆顶状形态，称为 Osborn 波。Osborn 波常见于低温状态下[1]。

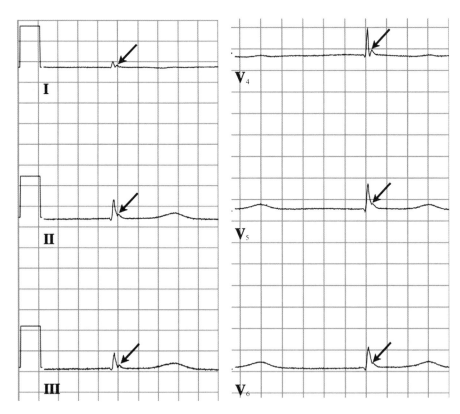

在 QRS 波之后的正向偏离基线的波可视为 Osborn 波，可见于低体温情况下

---

[1]　Hurst JW. Naming of the waves in the ECG，with a brief account of their genesis. Circulation 1998；98：1937-1942.

病例 128　女性，67 岁，出现心悸症状

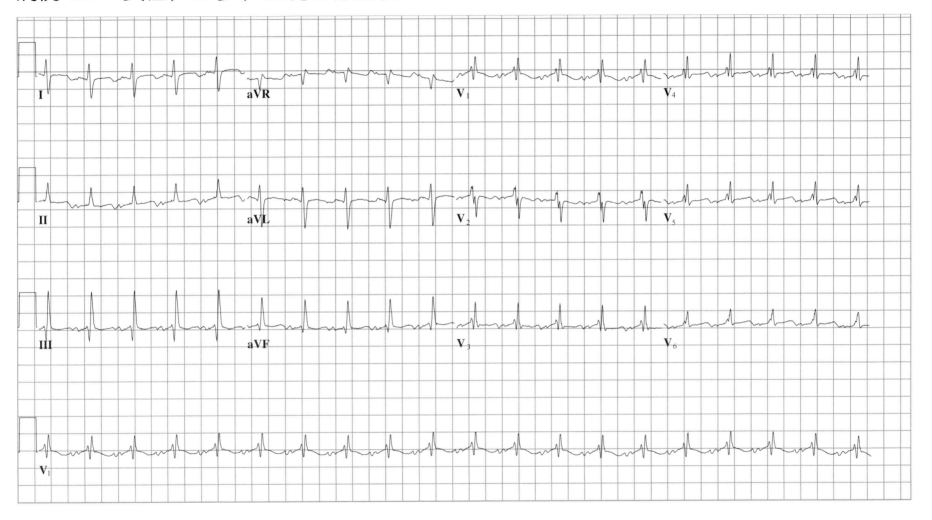

问　　题

128-1　分析心电图异常。

答　　案

128-1　分析心电图异常。

此图描记了节律规则的心动过速，心率 120 次 / 分。电轴右偏。每个 QRS 波之前均有 P 波，PR 间期大于 200ms。P 波异常形态——V₁ 导联呈三相，I 导联主要呈明显负向波，在包括II导联在内的下壁导联中呈三相。相比之下，回忆之前描述的正常窦性 P 波在II、III、aVF 导联是直立向上的，V₁ 导联呈双相。此图显示 P 波不同于正常窦性 P 波，因而此节律为异位房性心动过速。其他异常有不完全性右束支传导阻滞，V₁ 导联呈 RSR′型但总 QRS 波时限小于 120ms。还有非特异性的广泛 ST 段异常。

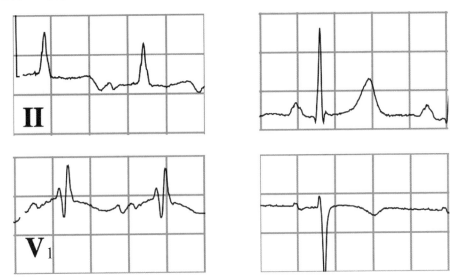

此患者的 P 波与正常窦性 P 波的比较

左图：此患者 P 波在II、V₁ 导联呈三相；

右图：正常窦性 P 波在II导联直立向上，在 V₁ 导联呈双相

病例 129　女性，22 岁，无症状，有原因不明的猝死家族史

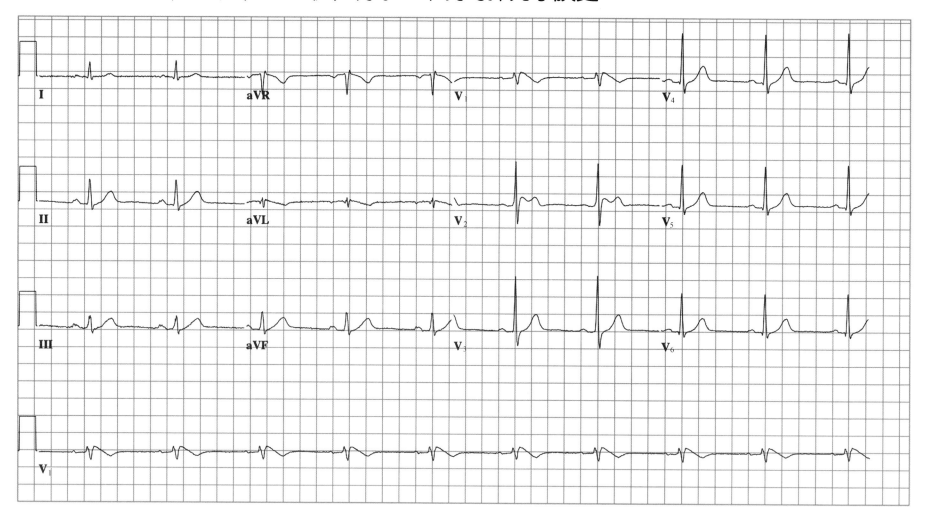

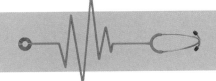

问　　题

129-1　分析心电图异常。

129-2　心电图诊断是什么?

答案

129-1 分析心电图异常。

此图描记了窦性节律，心率 60 次/分。各间期和电轴均正常，没有心腔扩大的诊断依据。仔细观察 V_1 导联可见 ST 段呈下斜型抬高 2mm，其后 T 波倒置；V_2 导联 ST 段呈双相或"马鞍"形抬高。

129-2 心电图诊断是什么？

该心电图符合II型 Brugada 波，其诊断标准包括心前区导联呈马鞍形 ST 段及 ST 段抬高，这点不同于I型 Brugada 波。此心电图形态考虑 Brugada 综合征诊断，该诊断考虑到了具有提示性的临床情况。如何评估无症状但合并II型 Brugada 心电图波形的患者目前仍存在争议。

病例 130   男性，38 岁，进行性劳力性呼吸困难 6 个月

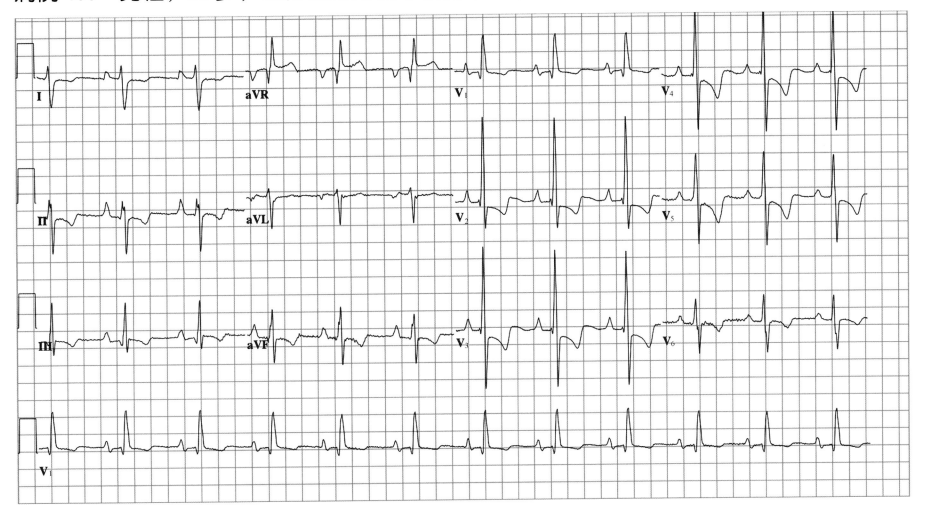

問　　題

130-1　心电图出现了哪些异常？

130-2　该患者在体格检查时可能会出现哪些阳性体征？

130-1　心电图出现了哪些异常？

窦性心律，心率 70 次/分。电轴右偏。Ⅱ 导联 P 波振幅大于 0.25mV，V₁ 导联 P 波振幅大于 0.15mV，符合右心房异常的诊断。前壁导联出现显著的 T 波倒置和 ST 段压低，与右心室劳损一致，也符合右心室肥大的诊断。

130-2　该患者在体格检查时可能会出现哪些阳性体征？

该患者心电图显示了右心异常的多种表现。超声心动图与右心导管术可确定肺动脉高压。该患者体格检查时可有肺动脉高压的典型体征，包括：肺动脉瓣听诊区第二心音亢进，肺动脉瓣反流，若合并右心衰竭可闻及右侧第三心音。肺动脉高压常出现显著的三尖瓣反流，表现为在胸骨下段左缘可闻及全收缩期杂音，颈静脉 V 波增大。

病例 131 女性，66 岁，因晕厥曾接受手术治疗

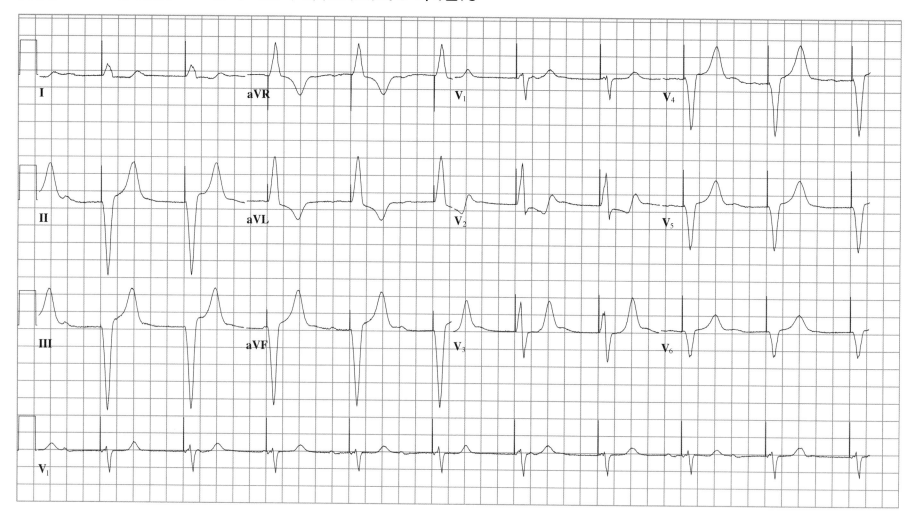

问　　题

131-1　分析心电图异常。该患者是什么心律？患者接受了什么手术？

答　案

131-1　分析心电图异常。该患者是什么心律？患者接受了什么手术？

心室率为 60 次/分。QRS 波增宽，每个 QRS 波前均可见起搏脉冲，符合心室起搏心律。仔细观察下条 V₁ 导联心电图，可见 P 波与其后的 QRS 波之间不是房室同步。此图提示完全性房室传导阻滞，心室植入单个电极导线后触发心室起搏。如果心房植入一个电极导线，那么心室电活动就可以程控为跟踪心房脉冲而恢复房室同步。该图显示 P 波 "跨过" 心室起搏脉冲。

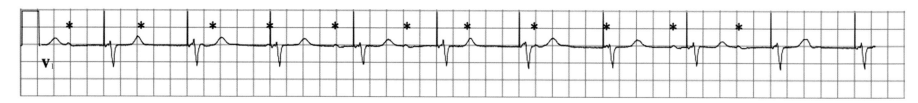

P 波（星号标记处）与 QRS 波分离：完全性心脏传导阻滞伴随心室单腔起搏

病例 132　患者 77 岁，出现心悸不适，既往有风湿性心脏瓣膜狭窄病史，长期服用地高辛治疗

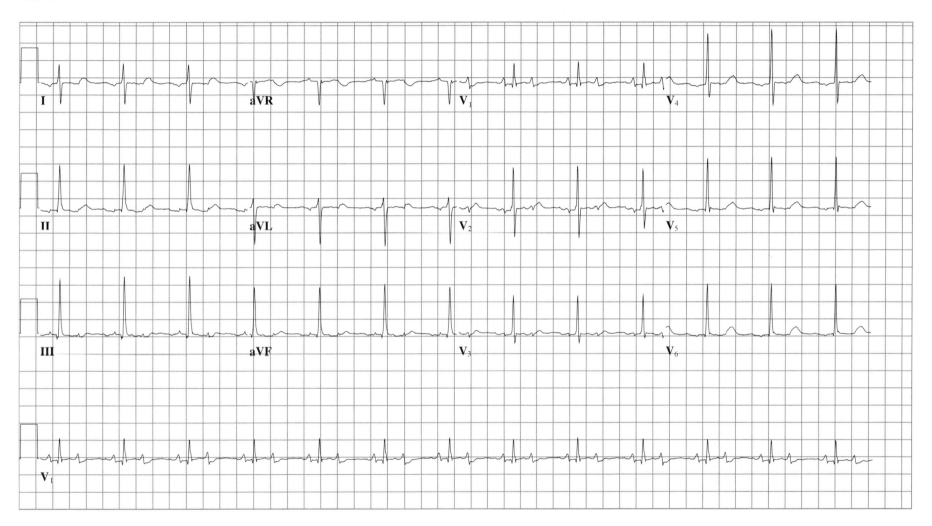

问　　题

132-1　分析心电图异常。

132-2　地高辛中毒常见的心脏节律是什么？

答　案

132-1　分析心电图异常。

这是一份复杂心电图，有多种异常表现。心室率 75 次/分。每 2 个 P 波后跟随一个 QRS 波，符合 2∶1 房室传导阻滞诊断。I、II 导联 P 波呈负向且形态异常，符合非窦性起源。心房率接近 150 次/分。故心脏节律为异位房性心动过速、2∶1 房室传导阻滞。根据患者既往有瓣膜狭窄病史，心电图电轴右偏，V_1 导联直立 R 波，符合右心室肥厚表现。广泛 ST 段轻度下斜型压低符合地高辛效应。

132-2　地高辛中毒常见的心脏节律是什么？

我们必须要区分地高辛效应与地高辛中毒的不同。地高辛效应表现在 ST 段呈"鱼钩样"下斜型压低。这是服用地高辛产生的可预见的反应而非病理性改变。相比较下，地高辛中毒可导致心脏自主活动性增加和房室传导阻滞。房性心动过速合并阻滞是地高辛中毒引起的心电图改变的典型表现之一。其他典型的心电图改变包括双向性室速（QRS 波群主波方向发生交替性变化的室速），房颤合并完全性房室传导阻滞和加速性交界区逸搏心律，此情况下可出现房颤心律"缓慢而规则"。

病例 133　男性，62 岁，因心脏停搏除颤，下图为除颤前和除颤后心电图

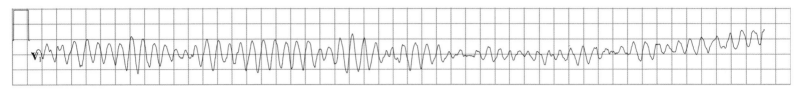

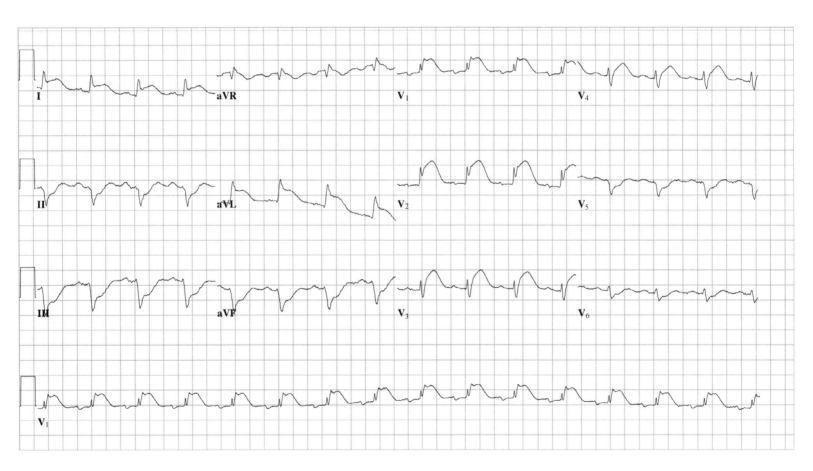

问　　题

133-1　除颤前心电图表明了什么？

133-2　除颤后心电图有什么发现？

答　　案

133-1　除颤前心电图表明了什么?

第一部分心电图显示了一段快速节律的多形性室性心动过速,进而进展为杂乱不规则的、波形不可辨别的快节律心电活动。心率大于 300 次/分,是病理性表现。该心电图为室颤的病例。

133-2　除颤后心电图有什么发现?

电除颤后心电图为窦性心律、一度房室传导阻滞。电轴左偏,V_1 导联 QRS 波群呈 RSR′型,符合不完全性右束支传导阻滞。I、aVL、V_1~V_4 导联 ST 段抬高,下壁对应导联 ST 段压低(提示急性前壁、高侧壁心肌梗死)。因此,该患者的诊断为左前降支近端闭塞引起的室颤。经电除颤后患者接受了急诊冠状动脉介入术(PCI),成功开通了闭塞的左前降支。

病例 134 男性，66 岁，晕厥、跌倒

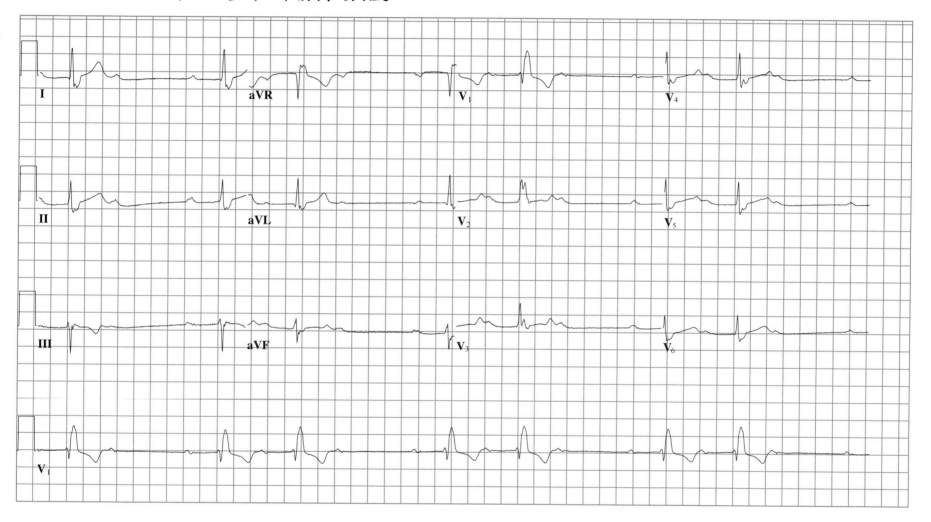

问　　题

134-1　分析心电图。心电图异常表现有哪些？

134-2　心脏传导系统发生阻滞的部位最可能在何处？

答　案

134-1　分析心电图。心电图异常表现有哪些?

该图显示了一种相对规律的宽 QRS 波心律不齐,心率 45 次/分。每个 QRS 波之前均有 P 波,但并不是所有 P 波后都跟随 QRS 波,提示存在房室传导阻滞。长导联记录中第 2 个 QRS 波之前的 PR 间期延长至 390ms,之后的 PR 间期也为 390ms,再下一个 P 波未能下传。这种 2 个 P 波下传、PR 间期相等、后跟一个 P 波不能下传心室的传导形式反复发生。这种不伴 PR 间期逐渐延长的 P 波阻滞符合莫氏 II 型二度房室传导阻滞。QRS 波群的额面电轴正常,接近 0°(aVF 导联 QRS 波在等电位线)。QRS 波时限延长至 150ms,波形呈右束支传导阻滞图形。莫氏 I 型和莫氏 II 型二度房室传导阻滞的鉴别有时很困难,其中一个有用的方法是将未能下传 P 波之后的 QRS 波群的 PR 间期与未能下传 P 波之前的 QRS 波群的 PR 间期直接比较。如果 P 波未下传前的 QRS 波群的 PR 间期长于其后 QRS 波群的 PR 间期则为莫氏 I 型房室传导阻滞。如果二者 PR 间期相等,则为莫氏 II 型房室传导阻滞[1]。

134-2　心脏传导系统发生阻滞的部位最可能在何处?

当存在莫氏 II 型房室传导阻滞时,心脏传导系统发生病变的解剖部位位于房室结下的希浦系统内。房室传导阻滞合并右束支传导阻滞常提示为希氏束下的病变。相反,当存在莫氏 I 型阻滞(文氏现象)时,阻滞部位既可以在房室结水平,也可以位于希浦系统较深的部位。

在没有心脏病的年轻患者,伴随窄 QRS 波群的莫氏 I 型阻滞可能意味房室结的阻滞。相反,对于一个有心脏病的老年患者,伴随宽 QRS 波群的莫氏 I 型阻滞既可以是房室结水平的病变,也可以是希氏束以下的病变[1]。

[1]　Barold SS, Hayes DL. Second-degree atrioventricular block: a reappraisal. *Mayo Clin Proc* 2001; 76: 44-57.

病例 135　男性，73 岁，心脏手术后

基础心电图：

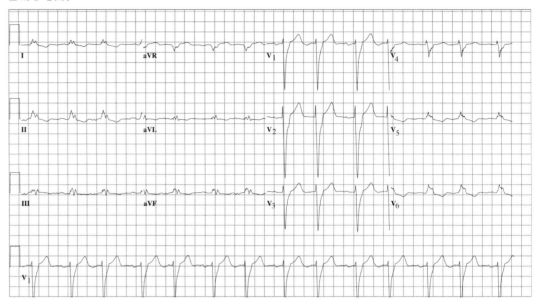

术后心电图：

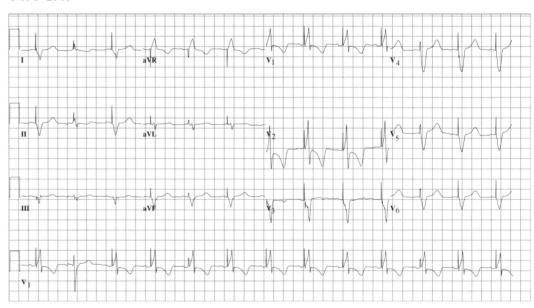

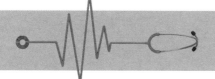

问　　题

135-1　基础心电图有什么异常表现？

135-2　解释术后心电图：植入何种类型的起搏器？

135-3　从这个患者身上可以得出什么临床信息？

答 案

135-1　基础心电图有什么异常表现？

长导联心电图显示为窦性心律，RR 间期不等。仔细观察心电图 Ⅱ、V₁ 导联 P 波形态，节律不整源于心房早搏引起的房早二联律。QRS 波电轴正常。Ⅱ 导联心电图可见窦性节律下 P 波宽而顿挫，P 波时限大于 120ms，符合左心房异常的诊断。QRS 波群时限延长至 120ms 以上，呈左束支传导阻滞图形（V₁ 导联呈 rS 波，Ⅰ、V₆ 导联可见宽大顿挫 R 波）。ST 段移位、T 波倒置与 QRS 主波方向相反。这些心肌复极异常是左束支传导阻滞的继发性改变，而非心肌缺血引起。

135-2　解释术后心电图：植入了何种类型的起搏器？

术后心电图心率略快于 75 次/分，窦性心律，心室起搏。心室起搏以 150ms 固定 PR 间期跟随自身心房节律。Ⅰ、aVF 导联 QRS 波负向，电轴极度右偏。V₁ 导联 QRS 波正向，类似 "右束支传导阻滞" 图形。长导联记录中第 2 个 QRS 波为融合波，是自身传导与起搏脉冲同时出现的复合波。

心电图起搏节律合并电轴右偏、右束支传导阻滞图形与正常右心室心尖部起搏不符；正常右心室心尖部起搏时，由于心室除极由右到左，故 Ⅰ 导联 QRS 波群应为正向。右心室起搏时，V₁ 导联 QRS 波向下，因为右心室在左心室的前面。而此图中 QRS 波形态不同，提示心室除极自左向右、从后向前。QRS 波向量提示为双室起搏，又称为心脏再同步治疗（CRT）。当植入双室起搏器时，右心室植入一根电极，第二根心室电极植入冠状窦，发挥左心室同步起搏的作用。尽管解剖结构有个体差异性，多数冠状窦位于心脏后外侧。当通过这两个电极同步起搏时，左心室心肌电压较右心室大，因此 12 导心电图心室除极（QRS）向量是从后向前、从左向右。

135-3　从这个患者身上可以得出什么临床信息？

双心室起搏的理论基础在于恢复心室同步收缩功能。左束支传导阻滞患者，左心室游离壁收缩晚于间隔部。合并心肌收缩功能障碍及心力衰竭的患者，因心室收缩不同步或无效收缩会严重影响心排血量。因此，宽 QRS 波合并左束支传导阻滞、射血分数降低、既往有心力衰竭病史的患者，经药物治疗后症状仍不改善者应考虑植入双心室起搏器。

病例 136　患者 76 岁，出现心脏停搏，既往有慢性肾病史

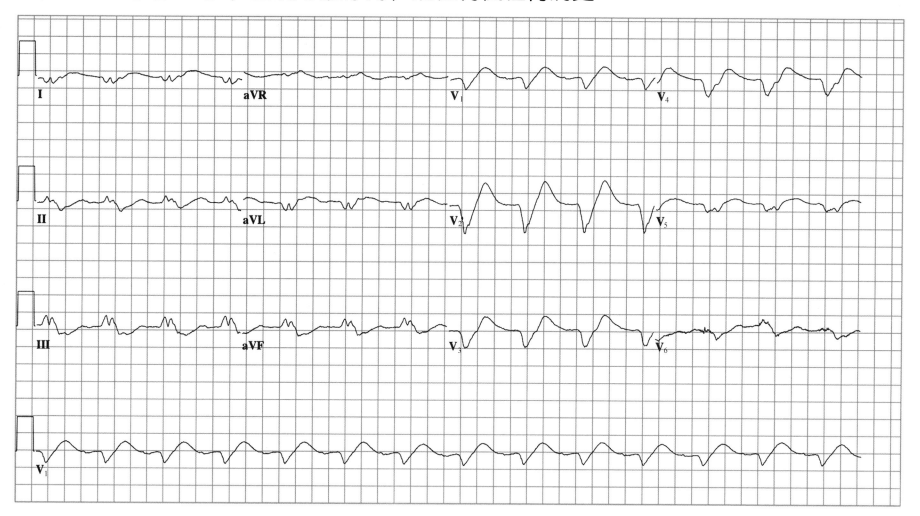

问　题

136-1　这份心电图最显著的发现是什么？

136-2　下一步应该怎么做？

答　案

136-1　这份心电图最显著的发现是什么？

心室率 75 次/分。V₁ 导联可见每个 QRS 波之前都有一个几乎看不见的波幅较低的小 P 波。可见一度房室传导阻滞。QRS 波宽大畸形，提示非特异性室内传导延迟。T 波高尖。宽大畸形的 QRS 波与 T 波高尖提示心脏停搏由高钾血症引起。

136-2　下一步应该怎么做？

在实验室化验结果出来之前应对高钾血症进行经验性治疗。静脉给予钙剂可增加心肌细胞膜的稳定性。静脉注射钙剂治疗后 QRS 波群可快速变窄。其他降低血清钾的治疗措施包括：胰岛素（与葡萄糖配伍）、碳酸氢钠、β 受体激动剂以促进钾离子向细胞内转移，聚磺苯乙烯或急诊血液透析也可将钾离子移除。

病例 137 男性，42 岁，24h 内间断胸痛，最长发作时间可达 15min。有糖尿病但未积极控制血糖。这是其无胸痛时的心电图（第一份）

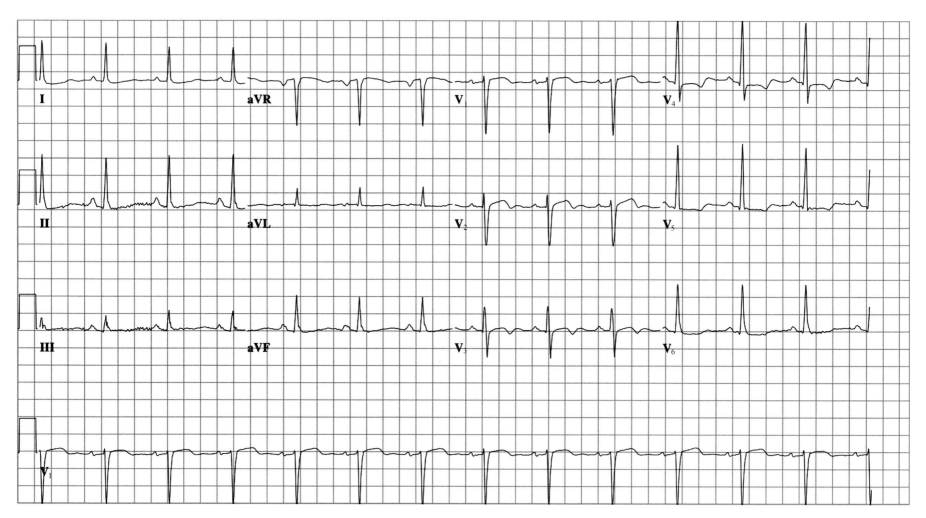

问　　题

137-1 这份心电图有何异常表现？

137-2 临床诊断是什么？

答　　案

137-1　这份心电图有何异常表现？

窦性心律，心率 75 次/分。电轴与各间期均正常。下壁 Ⅱ、Ⅲ、aVF 导联以及高侧壁 Ⅰ、aVL 导联可见 T 波低平。心前区 $V_3 \sim V_6$ 导联可见对称性 T 波倒置和 ST 段压低，V_4 导联的 ST 段压低最明显。

137-2　临床诊断是什么？

患者有冠心病危险因素、胸痛症状和心电图表现符合心肌缺血。如果心肌坏死标志物正常则诊断为不稳定型心绞痛，或者如果心肌坏死标志物异常（阳性）则诊断为非 ST 段抬高型心肌梗死。心电图没有区域性导联 ST 段抬高的事实提示这是由于冠状动脉粥样斑块引起的非闭塞性急性冠脉综合征，而不是血栓和斑块导致的冠状动脉完全闭塞。

6h 后，该患者突发胸痛，性质同前，心电图（第二份）如下

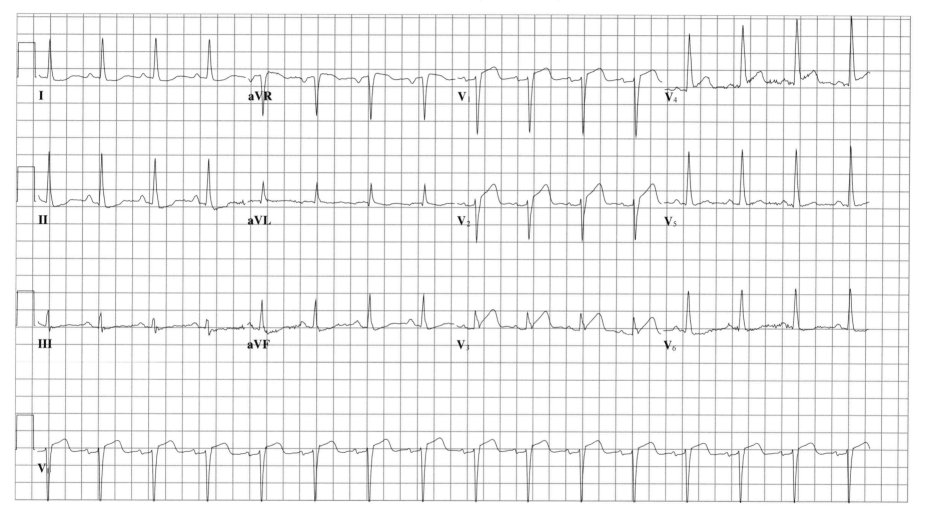

问　　题

137-3　此时心电图诊断是什么？

137-4　请预测冠状动脉造影的结果。

答　案

137-3　此时心电图诊断是什么？

窦性心律，心率偏快近 100 次/分。电轴与各间期正常。尽管第一份心电图前壁导联可见 T 波倒置和 ST 段压低，而现在 T 波直立且基底较宽。在 V_3 导联，T 波波幅几乎高于 R 波，此时为超急性期 T 波改变。V_3、

V_4 导联可见 ST 段抬高约 1mm。倒置 T 波转为直立称为"T 波假性正常化"，一般见于急性冠脉综合征在非闭塞性冠状动脉病变进展为闭塞性冠状动脉病变时。该患者的两份心电图心前区导联头对头比较可以显示出差异。

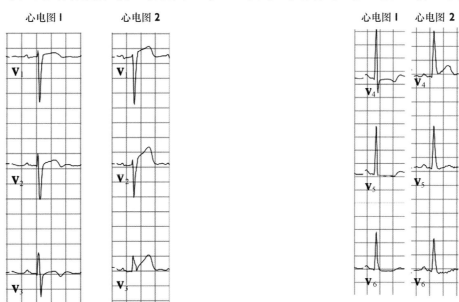

前后两份心电图的 ST 段和 T 波直接比较。注意超急性期心电图特征，相对于第 1 份心电图，第 2 份图出现"T 波假性正常化"和 ST 段抬高

137-4　请预测冠状动脉造影的结果。

第 2 份心电图显示了前壁导联直立的超急性期 T 波改变和 ST 段抬高。同时也要注意 Ⅱ、Ⅲ、aVF 导联 ST 段轻度压低，符合镜像改

变，提示闭塞动脉位于左前降支，在随后的冠状动脉造影检查中得到证实，并成功实施介入治疗。

病例 138 男性，32 岁，主诉晕厥

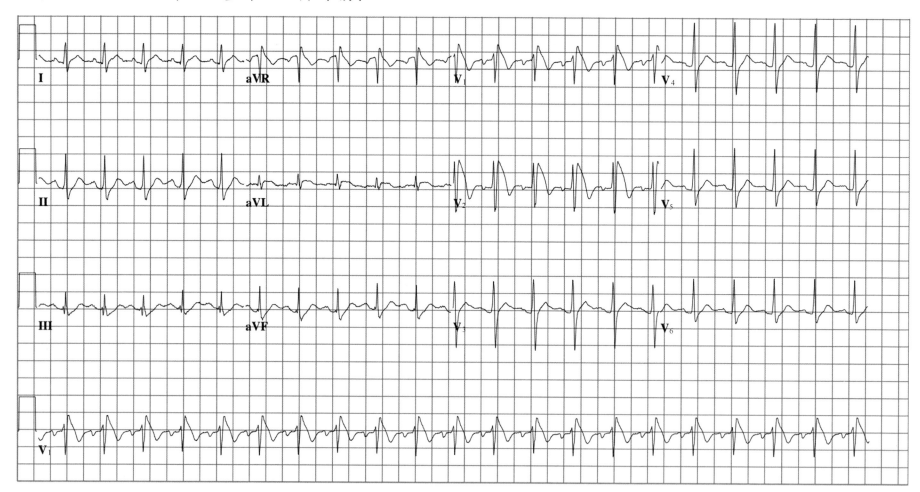

问　题

138-1　分析心电图异常，最可能的诊断是什么？

138-2　下一步应如何处理？

答　　案

138-1　分析心电图异常，最可能的诊断是什么？

窦性心动过速，心率 120 次/分。心电轴正常。不完全性右束支传导阻滞。V₁、V₂ 导联可见显著形态特异的 ST 段抬高：ST 段下斜型抬高，弓背向下，直接导致 T 波倒置。这是 Brugada 综合征的典型心电图表现特征。Brugada 综合征为室速伴随上述心电图特征的一种临床综合征，是心肌钠离子通道功能障碍引起的遗传性疾病，主要表现为心电图异常伴随心脏性猝死或室速，常有猝死家族史。

138-2　下一步应如何处理？

患者有晕厥病史，心电图为 Brugada 综合征特征表现，需进一步诊治。应转给心电生理医生，植入埋藏式心脏复律除颤器（ICD）。

病例 139　男性，85 岁，冠状动脉旁路移植术后持续应用多巴酚丁胺，心电图如下

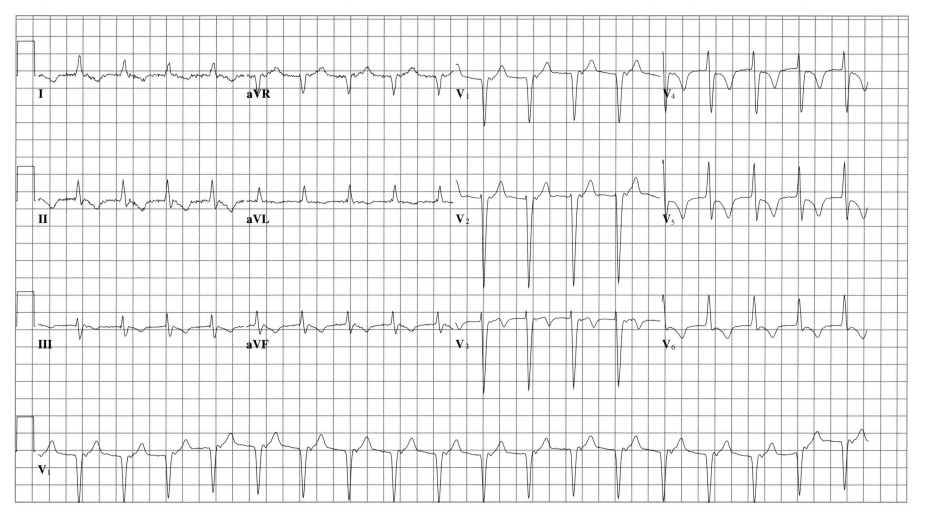

问　　题

139-1　心电图有哪些异常？

答　案

139-1　心电图有哪些异常？

心室率近 110 次/分，心律齐。QRS 波时限近 100ms。心电轴正常。如下图所示，V₁ 导联可见每个 QRS 波之后都有一个负向除极波埋在 T 波上升支段。这代表有逆行性心房电活动或"逆向 P 波"，提示心房激动发生在心室激动之后，因此为"短 RP 间期心动过速"。其鉴别诊断包括房室结折返性心动过速、房室折返性心动过速、房性心动过速合并一度房室传导阻滞以及房室交界区心动过速。房室结折返性心动过速（AVNRT）和房室折返性心动过速（AVRT）的心率通常快于本例患者的心率。患者在心脏手术后长期应用正性变时、正性肌力作用的药物，考虑心电图的心动过速为房室交界区心动过速。该患者房室结自律性增高，并超速抑制了窦房结起搏功能。房室交界区心动过速多出现在心脏术后、地高辛中毒、长期应用正性变时和正性肌力作用药物如多巴酚丁胺以及有先天性心脏病的患者。心电图其他异常表现还有肢体导联 T 波倒置；前壁和侧壁（主要是 V₄～V₆）导联 ST 段压低，提示心肌缺血。最后，还有肢体导联心电图基线干扰。

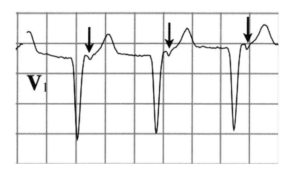

V₁ 导联可见逆向心房除极波

病例 140　男性，59 岁，有高血压病史，因出现 2 次晕厥就诊于急诊科

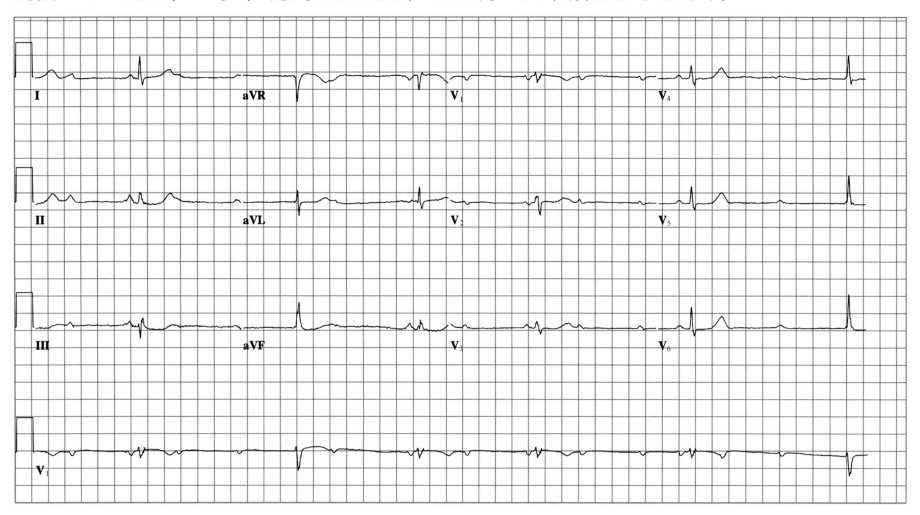

问　题

140-1 分析心电图异常，是什么节律？

140-2 根据心电图提示应给予什么治疗？

答　案

140-1　分析心电图异常，是什么节律？

心电图显示不规则的心动过缓，心室率 36 次/分。如下图所示，通过分析 V₁ 导联心电图判断心脏节律。由心电图的左边开始，第 1 个 P 波未下传（星号标记），第 2 个 P 波正常下传，PR 间期刚好大于 120ms（箭头标记处为此 P 波下传的 QRS 波群）。此 P 波下传的 QRS 波窄，时限在 90ms 至 100ms 之间。第 1 个 QRS 波群后依次可见 2 个未下传的 P 波，1 个不同形态的窄 QRS 波群（圆点标记处），另一个未下传 P 波，然后又出现一个 P 波正常下传，其 PR 间期接近 120ms。由于图中的 P 波多于 QRS 波群，符合房室传导阻滞的诊断。该图未见莫氏 Ⅰ 型传导阻滞中逐渐延长的 PR 间期，但可见多个连续未下传的 P 波。由于出现间断房室传导阻滞以及多个连续未下传的 P 波，该图最恰当的诊断为高度房室传导阻滞。第 2、6 个 QRS 波群（圆点标记处）是长间歇后的交界区逸搏心律。QRS 波群时限、电轴、QT 间期均正常。V₁ 导联的 QRS 波呈 RSR′型。

140-2　根据心电图提示应给予什么治疗？

该患者诊断为高度房室传导阻滞合并晕厥，治疗方案为植入永久性心脏起搏器。

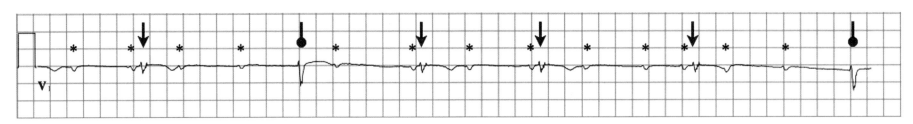

星号标记处为 P 波，箭头标记处为房室传导阻滞中出现的 QRS 波。圆点标记处为交界区逸搏心律

病例 141　患者 23 岁，既往有晕厥病史，两次心电图记录如下

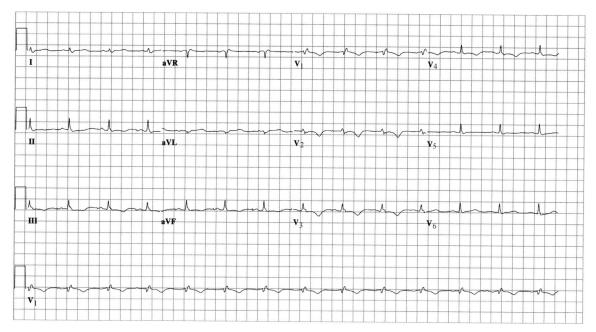

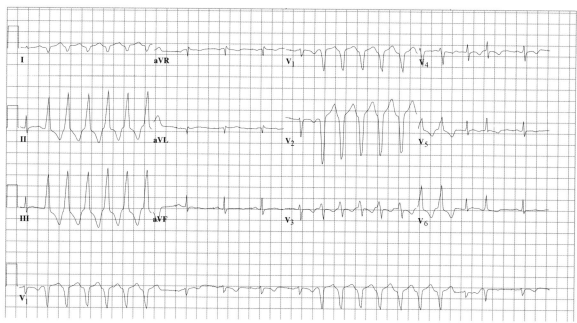

问　　题

141-1 心电图显著异常有哪些？

141-2 最可能的诊断是什么？

答　　案

141-1　心电图显著异常有哪些？

第一份心电图为起搏心律、心房起搏（Ⅱ、Ⅲ、aVF 导联的 P 波之前可见起搏钉样信号，虽然很小但仍能识别）。电轴正常。低电压合并不完全性右束支传导阻滞。下壁导联及 V₁～V₃ 导联可见广泛 T 波低平、倒置。第二份心电图可见短阵发作的单形性宽 QRS 波心动过速，其间可见正常的 QRS 波群，符合非持续性室性心动过速表现。

141-2　最可能的诊断是什么？

这是一例由于室性心动过速导致晕厥发作的年轻患者。基础心电图异常表现为：低电压、不完全性右束支传导阻滞以及 T 波倒置。以上特征符合致心律失常性右心室心肌病（ARVC）的诊断。ARVC 是一种以右心室心肌被纤维-脂肪组织替代而导致恶性心律失常的遗传性疾病。该病较为罕见，但却是年轻运动员发生心脏性猝死的主要病因之一。另外，心电图特征还包括在 ST 段起始处出现小棘波，有时可见于心前区导联，称之为 epsilon 波。下图为一例典型的 epsilon 波。如果怀疑 ARVC 诊断，为了进一步诊断，应完善家族筛查、超声心动图、心脏磁共振以及平均信号心电图等相关检查[1]。

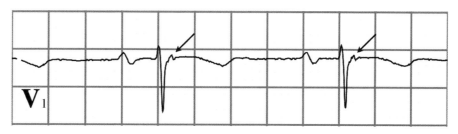

ST 段起始部除极之后的 epsilon 波

[1]　Marcus F，McKenna W，Sherril D，et al. Diagnosis of arrhythmogenic right ventricular cardiomyopathy/dysplasia：proposed modification of the task force criteria. *Circulation* 2010；12：1533-1541.

病例 142 女性，76 岁，主诉呕吐、上腹部压迫感合并"心脏扑动感"

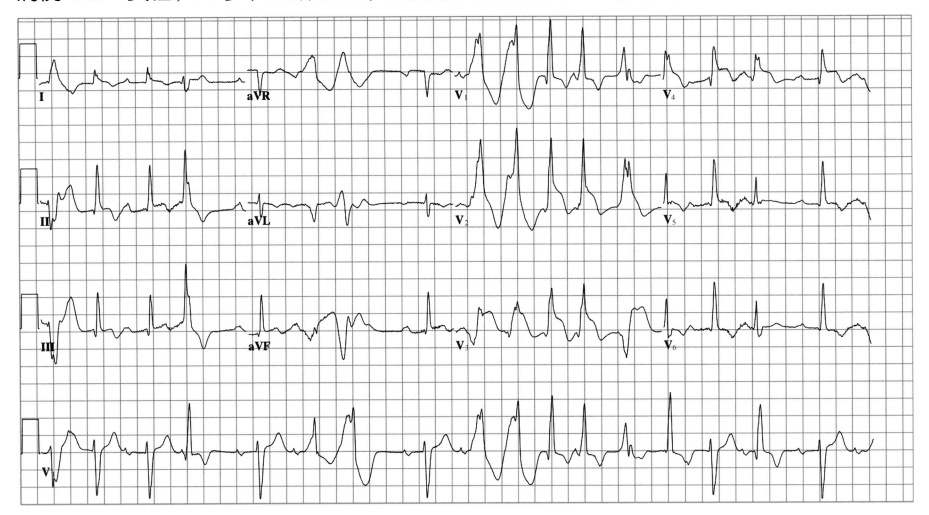

问　题

142-1　分析心电图异常。

答　案

142-1　分析心电图异常。

这是一份复杂心电图。平均心率接近 100 次/分。为判定心脏节律，仔细分析心电图来寻找 P 波（图中用星号标记）。箭头标记的第 2、3、5、8、17 个 QRS 波群形态相似，其前可见窦性 P 波，PR 间期相等，符合窦性心律、一度房室传导阻滞的诊断。其间有几个交界区逸搏和室性早搏，图的中间部分有一阵连续 5 跳的多形性室速。多形性室速多与缺血相关；窦性心律心电图出现缺血表现：Ⅰ、Ⅱ、Ⅲ、aVF 导联 ST 段抬高 1mm，心前区前壁导联上 QRS 波群小 Q 波、ST 段抬高 3mm。初步诊断是前、下、侧壁 ST 段抬高型心肌梗死并导致多形性室速，此时提示应及时进行急诊再灌注治疗。

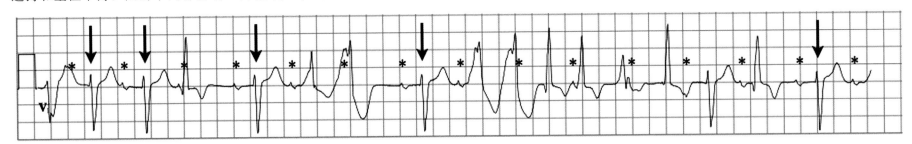

星号标记的 P 波分散在此心电图中，箭头标记处可见从心房下传至心室的激动。多形性室速出现在窦性心律与房室分离之间

病例 143　女性，89 岁，间断性心悸、头晕

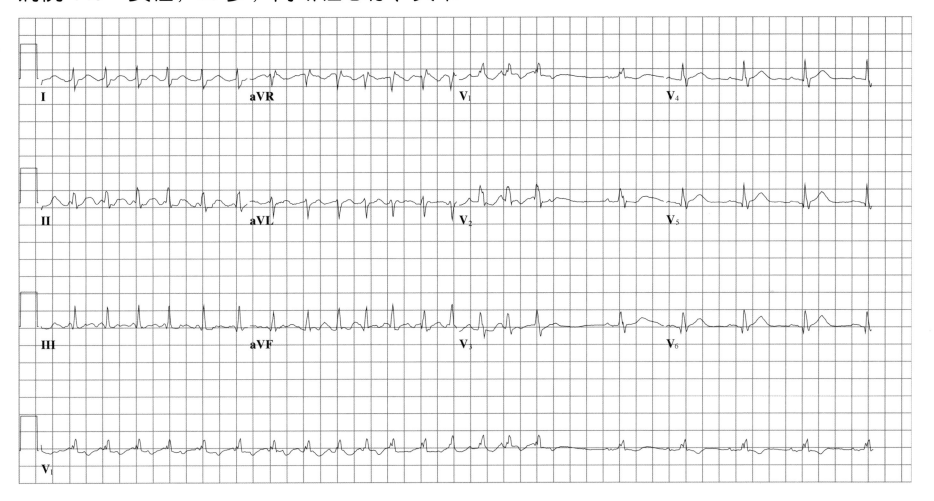

问　　题

143-1　分析心电图：目前出现的是什么异常节律？

答 案

143-1 分析心电图：目前出现的是什么异常节律？

此心电图可见 2 个不同的心脏节律。长导联记录中第一部分为绝对不规则的快频率心动过速。紧邻其后出现一个长间歇，继而以 5 个窦性搏动结束记录。V_1、V_2 导联 QRS 波低电压且呈 RSR′ 型，但 QRS 波群无明显增宽，符合不完全性右束支传导阻滞的诊断。心电图诊断为阵发性房颤，为患者间断发作心悸的原因。

病例 144 女性，49 岁，心脏停搏。查体：皮肤潮红、干燥、皮温暖，双侧瞳孔散大

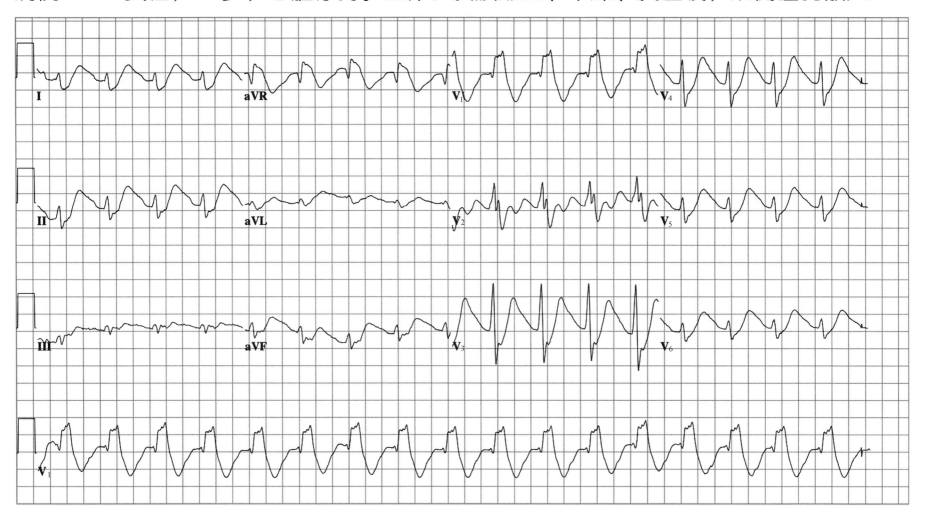

问 题

144-1 分析心电图异常。

144-2 心电图异常的鉴别诊断是什么?

答　案

144-1　分析心电图异常。

心率 100 次/分。由于 P 波未能清楚显示，故心脏节律不能确定。QRS 波群宽大畸形，类似右束支传导阻滞图形。电轴极度右偏。QT 间期显著延长。

144-2　心电图异常的鉴别诊断是什么？

对于宽大畸形的 QRS 波合并 QT 间期延长以及电轴极度右偏的心电图来说，鉴别诊断应包括：心脏自身心室节律与影响心脏传导的原发性获得性异常。高钾血症时可出现宽大畸形的 QRS 波，还可见于服用三环类抗抑郁药或 I 类抗心律失常药物（如氟卡尼、普罗帕酮）过量。三环类抗抑郁药和 I 类抗心律失常药可抑制心肌细胞钠离子通道，延长心肌细胞动作电位 0 相，导致产生宽大畸形的 QRS 波。三环类抗抑郁药中毒的典型临床表现为抗胆碱能毒性反应（皮肤潮红、干燥、双侧瞳孔散大、精神状态改变），心电图则出现宽大畸形 QRS 波伴电轴极度右偏、aVR 导联终末宽 R 波。由此推测该患者为三环类抗抑郁药物过量。治疗上多选择碳酸氢盐药物，其作用机制为取代结合在心肌钠离子通道上的三环类药物分子。下页心电图是静脉输注碳酸氢钠溶液之后：QRS 波群仍有轻度增宽，窦性心律，心率 100 次/分，QT 间期仍延长。

答案（续）

输注碳酸氢钠之后的心电图：

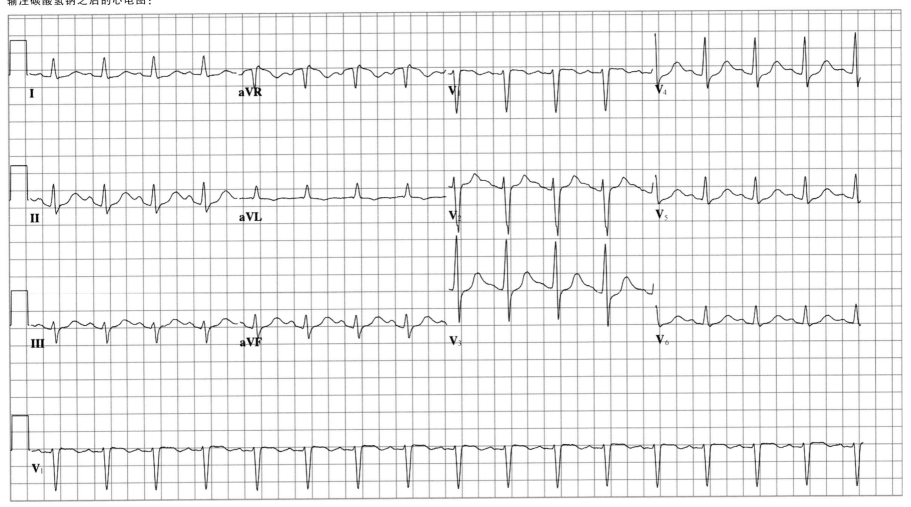

病例 145　女性，64 岁，主诉头晕

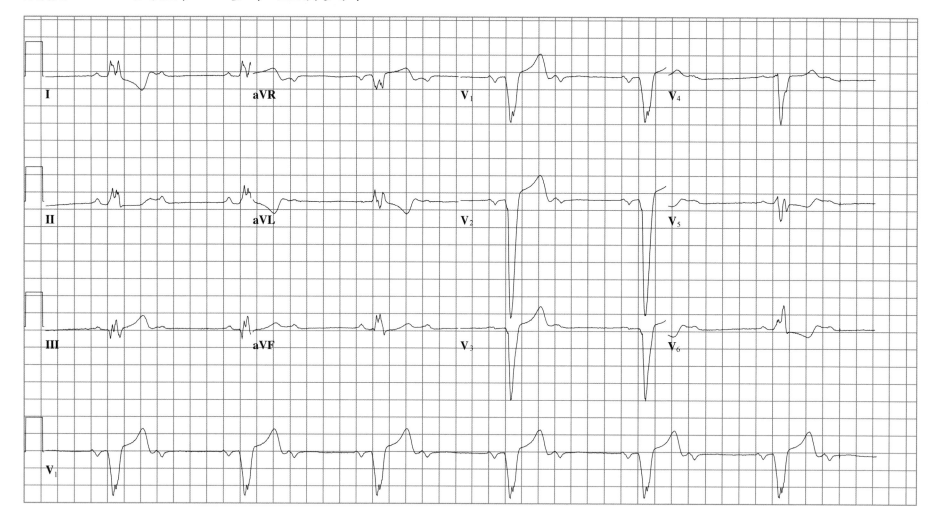

问 题

145-1 分析心电图异常。

145-2 该患者是否有房室传导阻滞？如果有，请问心脏传导系统发生阻滞的部位最可能在哪儿？

答案

145-1　分析心电图异常。

心房率 75 次/分。Ⅱ 导联 P 波直立向上，V₁ 导联 P 波双相符合窦性起源。P 波每隔一个不下传，因此心室率接近 36 次/分（在 10s 心电图记录中出现 6 个心室搏动，故心室率为 36 次/分）。下传的 QRS 波群呈左束支传导阻滞的特点。在 Ⅰ、V₆ 导联 R 波增宽且有切迹，前壁心前区导联可见深 QS 波。该患者无缺血改变，ST 段和 T 波方向与 QRS 波主波方向相反。综上，心电图诊断为窦性心律、2∶1 房室传导阻滞、左束支传导阻滞。

145-2　该患者是否有房室传导阻滞？如果有，请问心脏传导系统发生阻滞的部位最可能在哪儿？

当存在 2∶1 房室传导阻滞时，很难确定这种阻滞是莫氏 Ⅰ 型（PR 间期逐渐延长直至 P 波不能下传）还是莫氏 Ⅱ 型（PR 间期固定直至 P 波不能下传）。当每隔一个（2∶1）下传时，则无法观察到 PR 间期的逐渐延长。尽管我们不能完全确定患者的阻滞发生在哪个部位，但是房室传导阻滞与左束支传导阻滞二者共同存在于同一患者提示阻滞部位应在房室结以下的位置，或是在希氏束下。患者需要进行侵入性的电生理检查来确定阻滞的部位。考虑到症状性心动过缓，应植入心脏起搏器治疗。

病例 146　男性，75 岁，胸骨后压榨性疼痛伴晕厥、濒死感

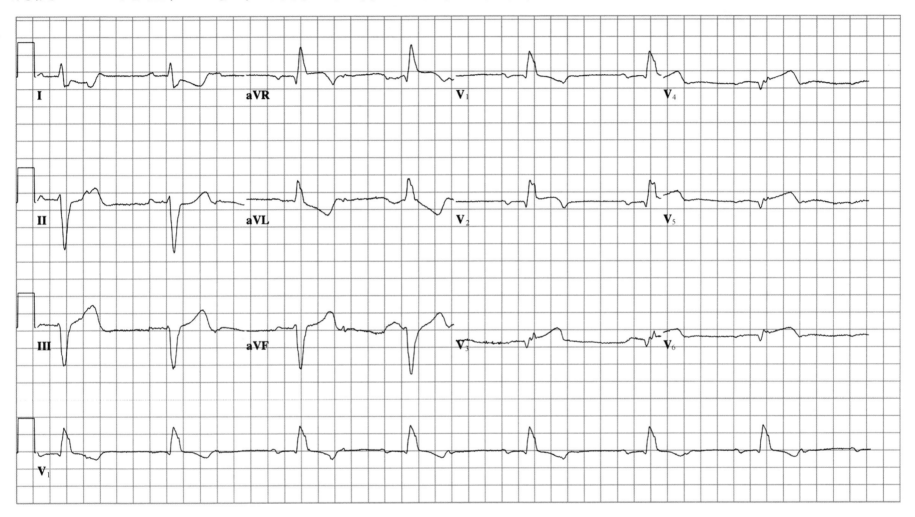

问　　题

146-1　分析心电图异常。

146-2　下一步该如何治疗？

146-3　解释心脏传导异常。

答　案

146-1　分析心电图异常。

窦性心律，心房率 75 次/分。心房激动（星号标记处为 P 波）每隔一个未下传，符合 2∶1 房室传导阻滞。下传的 QRS 波群电轴左偏，符合左前分支阻滞，且增宽呈右束支传导阻滞形态。右束支传导阻滞合并左前分支阻滞时称为双分支阻滞。前壁心前区导联可见 ST 段抬高、病理性 Q 波形成。Ⅰ、aVL 导联出现镜像性 ST 段压低。

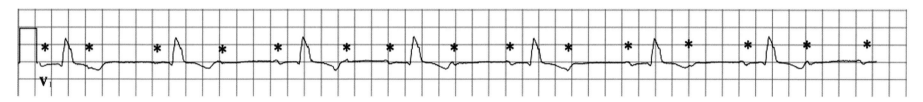

2∶1 房室传导阻滞，星号标记处为 P 波

146-2　下一步该如何治疗？

患者为 ST 段抬高型心肌梗死，应立即给予急诊再灌注治疗。在下一个问题中将讨论植入临时心脏起搏器的问题。

146-3　解释心脏传导异常。

回顾心脏传导系统的血供：房室结由后降支供应，多数人后降支起源于右冠状动脉的一个分支，少数人为回旋支的分支。左前分支及右束支由起源于左前降支的间隔支供血。左后分支通常为双重血供。发生下壁心肌梗死时，房室传导阻滞多因房室结缺血而产生，机体可适应，故很少需要植入心脏起搏器。而前壁心肌梗死时，如本例患者所示，右束支传导阻滞合并左前分支阻滞表明间隔以及希氏束组织发生严重缺血、坏死。此处前壁心肌梗死出现的双分支阻滞合并房室传导阻滞，是进展到完全性房室传导阻滞的一个高危预警，故应预防性植入临时心脏起搏器。

病例 147 女性，42 岁，心悸，既往风湿性心脏瓣膜狭窄病史

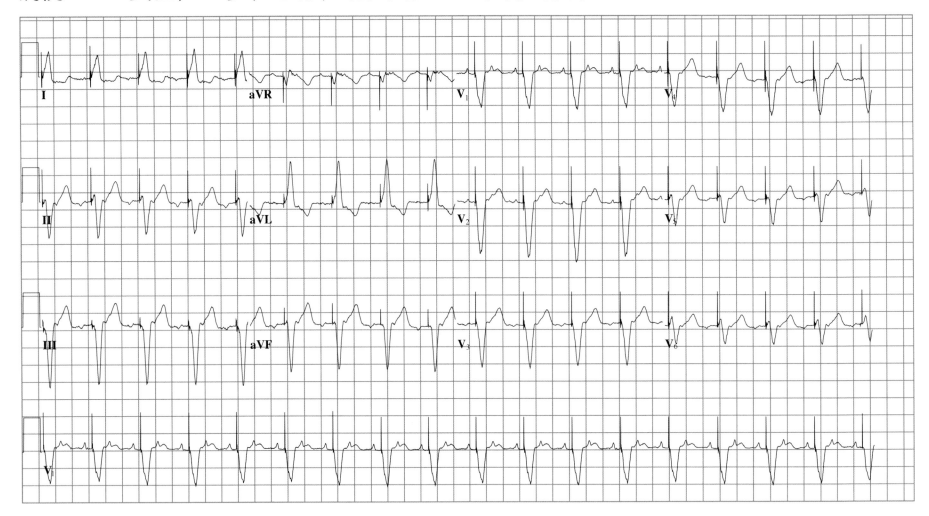

问 题

147-1 心电图是什么节律？描述起搏器的工作状态，起搏器是否发生故障？

答　案

147-1　心电图是什么节律？描述起搏器的工作状态，起搏器是否发生故障？

心室率略快于 100 次/分。可见心室起搏钉样信号。QRS 波群为左束支传导阻滞形态，电轴左偏，符合右心室心尖部起搏特征。每个 QRS 波群之前均有一个 P 波，PR 间期固定。提示心房电极通过感知心房活动后触发心室起搏。Ⅱ、Ⅲ、aVF 导联 P 波呈负向提示非窦性起源。仔细观察可见，第 2 个心房波埋没于 T 波内，在 V₁ 导联最明显，但是这个 P 波没有触发心室激动。因此，心电图诊断为异位房性心动过速，每隔一次心房激动心室起搏跟随。

这种情况并不代表起搏器功能异常，因为起搏器通常程控为"忽略"那些超过上限频率的心房活动。如果此病例起搏器安全保障未能发挥作用，心室率势必会大于 200 次/分，临床后果会极其严重。发生在心室后心房不应期（即 PVARP）内的 P 波就被"忽略"。PVARP 是由程控仪设置的一个间期，在这个间期内心房电极不感知心室复极后发生的任何脉冲。PVARP 设定的间期长度多覆盖 T 波，意义在于避免发生心房电极误感知 T 波后触发心室电极再次形成脉冲的事件。

病例 148　男性，56 岁，胸痛、ST 段抬高型心肌梗死，溶栓治疗成功。目前胸痛症状缓解，但仍有心律失常

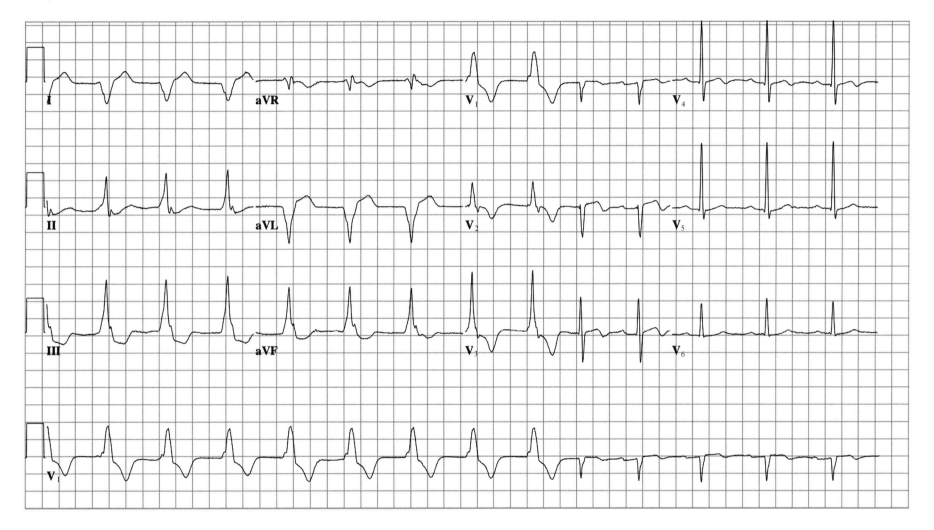

问　　题

148-1　心电图诊断是什么？

148-2　这种心律失常的预后如何？

答　案

148-1　心电图诊断是什么？

心电图后半部分为窄 QRS 波窦性心律。心前区导联尤其在 V_2 导联可见 T 波倒置、ST 段轻度抬高。前半部分心电图为宽 QRS 波室性心律，心率 80 次/分。V_1 导联 QRS 波群主波向上，因此称之为"右束支传导阻滞图形"（相反，宽 QRS 波群合并 V_1 导联 QRS 波群主波向下时定义为"左束支传导阻滞图形"）。室性节律合并左束支传导阻滞图形时一般起源于右心室；室性节律合并右束支传导阻滞图形时一般起源于左心室。上述心律的频率比正常心室肌细胞搏动频率（30～40 次/分）快得多，但是慢于室性心动过速频率。此时称为加速性心室自主节律（AIVR）。

148-2　这种心律失常的预后如何？

急性心肌梗死在再灌注治疗的情况下，发生 AIVR 多与再灌注治疗成功有关，预后好。AIVR 多为一过性，持续时间短，很少引起临床症状。不需特殊治疗干预。

病例 149　女性，36 岁，主诉晕厥

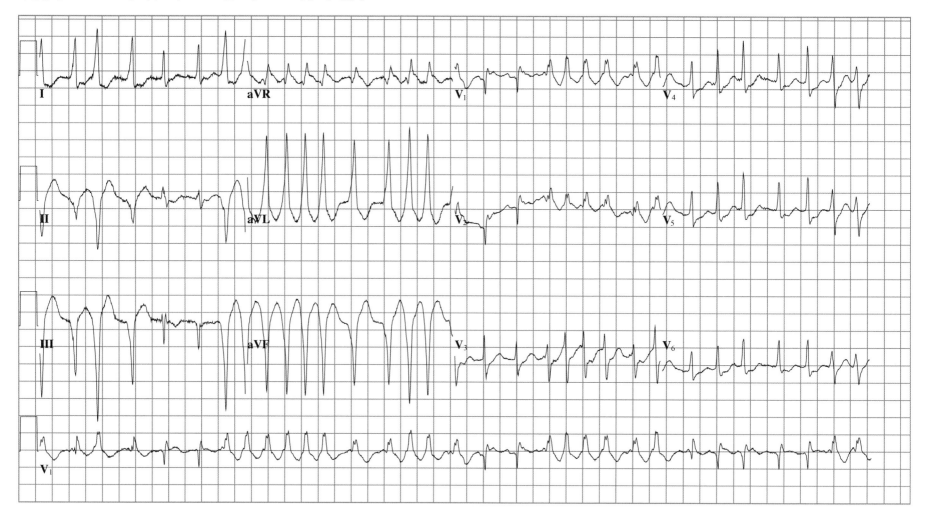

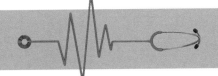

问　　题

149-1　心电图诊断是什么？

149-2　下一步应如何处理？

答　案

149-1　心电图诊断是什么？

心电图为包括宽和窄 QRS 波群的绝对不规则心律。心脏节律很快，平均心率波动在 180～190 次/分，最快心率可达 300 次/分。电轴左偏，QRS 波群呈右束支传导阻滞图形。无心肌缺血表现。绝对不规则宽 QRS 波心动过速的鉴别诊断包括：房颤合并预先存在的束支传导阻滞或心率相关性差异性传导、多形性室速、房颤合并房室旁路/预激（WPW）综合征。该心电图不符合多形性室速的诊断。但我们可尝试称之为房颤伴差异性传导，但应注意到，一些窄 QRS 波心动过速出现在心率快时，而一些宽 QRS 波心动过速可发生在心率较慢时。如果存在差异性传导，理论上讲，心率快时容易出现宽 QRS 波，心率慢时容易出现窄 QRS 波。节律的绝对不规则加上与心率无关的 QRS 波群宽度的变化是预激综合征合并房颤的诊断依据。预激综合征包括同时经过房室结下传的慢通道（传导慢但恢复快）和房室结外旁路下传的快通道（传导快但恢复慢）两条路径传导。窦性心律时预激综合征表现为短 PR 间期、delta 波。房颤合并预激综合征时，快速紊乱的心房冲动"轰击"房室结和旁路，每个 QRS 波群是经房室结和旁路不同程度下传的组合。上述两个通道的相对的传导特性决定了心脏节律，正如该例患者心电图中所见的 QRS 波群宽度变化和快速心率。

149-2　下一步应如何处理？

临床上应避免使用引起房室结阻滞的相关药物，由于房室结阻滞可使电冲动经心脏旁路快速传导和导致心血管系统崩溃。若患者有任何血流动力学的不稳定，应给予直流电复律。否则，药物治疗可采用普鲁卡因胺静脉注射治疗。

同一患者经直流电复律后心电图

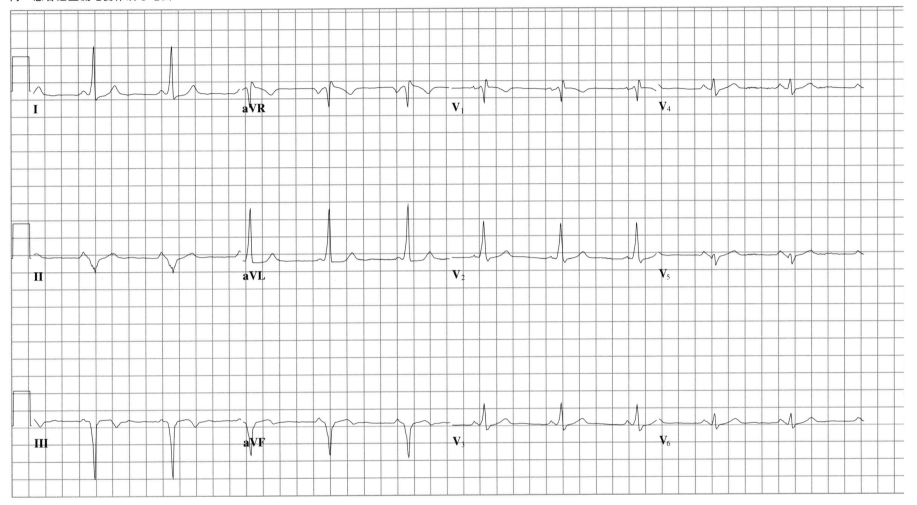

问　　题

149-3　心电图诊断是什么?

149-4　下一步应如何处理?

答案

149-3   心电图诊断是什么？

这份心电图为典型的预激综合征（WPW 综合征）心电图：PR 间期短于 120ms，QRS 波起始部粗钝称之为 delta 波。delta 波是激动通过旁路直接下传激动心室肌的结果。该患者 delta 波后可见"伪梗死性" Q 波。通过 delta 波电轴方向和起源可提供旁路定位的线索；该患者下壁导联、V_1 导联 delta 波负向，$V_2 \sim V_4$ 导联正向，侧胸导联处于等电位线。

149-4   下一步应如何处理？

预激综合征的治疗可选择导管射频消融术，尤其适用于该患者，因在房颤的情况下本患者的旁路激动下传很快，可诱发晕厥。导管射频消融的治愈率超过 90%。

病例 150　男性，55 岁，胸骨后压榨性疼痛 10min

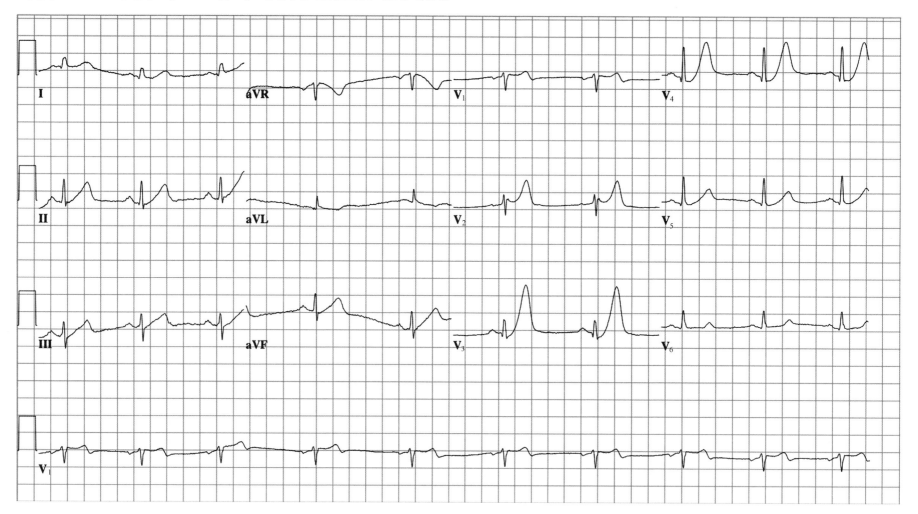

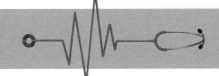

问　题

150-1　心电图有何异常？

150-2　是否有心肌缺血？

150-3　下一步应如何处理？

答　案

150-1　心电图有何异常？

窦性心动过速。心电轴和各间期正常。$V_2 \sim V_4$ 导联可见 T 波基底宽、高耸，波幅高于 QRS 波群。V_1、V_2 导联可见 ST 段轻度抬高。

Ⅱ、Ⅲ、aVF 导联 ST 段抬高形态与常见的弓背抬高形态不同。aVL 导联 T 波倒置。

150-2　是否有心肌缺血？

患者存在心肌缺血。这是一个早期 ST 段抬高型心肌梗死（STEMI）的病例。心电图首先出现的变化为心外膜冠状动脉闭塞引起的超急性期 T 波改变，如图中所示的前壁导联 T 波形态。急性期变化发生在心肌梗死开始的几分钟之内，随后 ST 段抬高。图中 V_1、V_2 导联可见 ST 段轻度抬高很有可能是心肌梗死初期。心肌梗死早期的超急性期 T 波改变应与高钾血症的高尖 T 波相鉴别，后者 T 波基底窄、高尖。本图中 T 波基底宽、高耸，与冠状动脉分布明确相关。

150-3　下一步应如何处理？

对于该患者应给予同其他所有 STEMI 患者同样的治疗措施，尽管其 ST 段还未抬高。药物治疗包括：硝酸酯类、阿司匹林、吗啡以及吸氧联合抗血小板、抗栓治疗。应该积极考虑通过溶栓或心脏介入术实施急诊再灌注治疗。

索　引